DINAH-KRISTIN BERGER

Sieben Lügen, die dir eine Depression *erzählt*

Aus der verzerrten Wahrnehmung aussteigen und neuen Mut fassen

INHALT

EINLEITUNG

Die Depression zählt zu den häufigsten psychischen Erkrankungen. Sie kann jeden treffen, unabhängig vom Alter, Geschlecht, der Hautfarbe, dem sozialen Status oder irgendwelchen anderen Merkmalen. Die Depression ist eine unsichtbare Erkrankung, und sie hat nichts mit schlechter Laune oder einem vorübergehenden Stimmungstief zu tun. Sie ist das Gefühl von tiefer Hoffnungslosigkeit, die Unfähigkeit zu fühlen, der Glaube, nicht mehr dazuzugehören. Sie nimmt einem die Freude und dem Leben die Farben und führt zu einer bleiernen Erschöpfung, die selbst Schlaf nicht lindern kann.

Wenn du dieses Buch gekauft oder geschenkt bekommen hast, weißt du vermutlich, wovon ich spreche. Ich brauche nicht um den heißen Brei herumzureden. Du weißt, welche massiven Auswirkungen die Erkrankung auf dein Leben haben kann. Die Depression zweifelt deinen Wert an, deine Talente und Fähigkeiten. Während andere Menschen lachen und ihre Ziele verfolgen, fühlt sich dies unerreichbar weit weg für dich an. Manchmal fühlt es sich nicht einmal mehr in Ordnung an, am Leben zu sein.

Wenn du in einer depressiven Episode steckst, dann erzählt dir dein Gehirn möglicherweise Lügen. Viele Lügen. Alles, was du einmal über dich und die Welt gedacht hast, ist plötzlich infrage gestellt oder bis zur Unkenntlichkeit verzerrt.

Verstehen mindert den Druck und entlastet

In meiner Arbeit mit Patient:innen und deren Angehörigen erlebe ich immer wieder, wie stark die Depression in das Leben von Betroffenen eingreift und wie wenig Wissen über das Wesen der Erkrankung existiert. Auf meinem Instagram-Account @erklaerungsnot schreibe ich daher regelmäßig über psychologische Themen. Es ist mein Ziel, aufzuklären und zur Entstigmatisierung von psychischen Erkrankungen in der Bevölkerung beizutragen. In Erklärungsnot zu sein bedeutet, Druck zu verspüren, einen Sachverhalt darzulegen oder klarzustellen. Und genau das ist der Ausgangspunkt und die Motivation für meine Arbeit. Ich möchte die Erklärungsnot von Menschen mit psychischen Erkrankungen mindern und durch die einfühlsame Vermittlung von Wissen Gespräche erleichtern sowie Betroffenen und Angehörigen einen neuen Zugang ermöglichen.

Daher habe ich auch beschlossen, die Stimmen von Betroffenen zu Wort kommen zu lassen. So wirst du im Buch immer wieder auf Erfahrungen und Strategien treffen, die andere Betroffene mit mir geteilt haben.

Dieses Buch ist für alle Menschen mit Depressionen geschrieben, die sich immer wieder unverstanden fühlen, sei es von der Gesellschaft, von Bekannten oder sogar von sich selbst. Es richtet sich an diejenigen, die an sich zweifeln und statt gut gemeinter Ratschläge eine Umarmung gebrauchen können.

Du bist nicht, was die Lügen einer Depression behaupten

Die Depression macht dich nicht zu einem schlechten Menschen. Du bist nicht faul oder irgendwie falsch. Du hast eine Erkrankung, die du dir nicht selbst ausgesucht hast. Es ist nicht deine Schuld. Ich spreche in diesem Buch daher auch nicht von »depressiven Menschen« oder, schlimmer, von den »Depressiven«, sondern von »Menschen mit Depressionen« oder »an Depression erkrankten Menschen«. Durch diesen achtsamen Sprachgebrauch möchte ich sicherstellen, dass du als Mensch hinter der Erkrankung gesehen wirst – auch von dir selbst. Die Depression ist Teil deines Lebens, du bist jedoch noch so viel mehr. Du hast noch viele andere Seiten, die du beim Lesen dieses Buches (wieder-)entdecken kannst.

Da deine Konzentration durch die Erkrankung vielleicht gerade begrenzt ist, sind die Texte kurz gehalten.

Du musst dieses Buch nicht am Stück lesen, du kannst es immer wieder beiseitelegen und weiterlesen, wenn dir danach ist.

Bist du Angehörige:r einer Person mit Depressionen, so erhältst du hier Einblick in ihre Gefühlswelt und ihr Erleben. Du kannst erfahren, wie du am besten helfen und zugleich auf die eigene Gesundheit achtgeben kannst.

Was ist eine Depression?

Wir alle kennen Phasen, in denen wir als Reaktion auf bestimmte Ereignisse traurig sind oder uns niedergeschlagen fühlen. Diese Gefühle gehören zum Leben dazu und sind unangenehm, stellen jedoch zumeist eine gesunde Reaktion dar. Sie können dich auf etwas Wichtiges hinweisen. Etwa darauf, dass du dir Zeit nehmen solltest, um Erlebtes zu verarbeiten oder um dich an eine veränderte Lebenssituation anzupassen.

Es ist also normal, dass du dich von Zeit zu Zeit traurig fühlst. Es ist auch normal, dass dein Energielevel nicht jeden Tag gleich hoch ist und dass es Phasen gibt, in denen dir alles zu viel wird. In der Regel kannst du diese Zeit jedoch mit ein wenig Selbstfürsorge oder der Unterstützung von Freund:innen und deiner Familie gut überstehen und wieder schöneren Zeiten entgegenblicken.

Wenn du dich jedoch über einen längeren Zeitraum antriebslos und niedergeschlagen fühlst und das Interesse an vielen Dingen verloren hast, dann könntest du an einer Depression leiden.

Wie sich eine Depression anfühlen kann

Eine Depression ist ein Zustand äußerster Verzweiflung, der über einen langen Zeitraum anhalten kann. Häufig sind viele weitere Gefühle wie Angst, Scham, Ekel, Schuld, Trauer oder Ärger beteiligt. Die Depression beeinflusst, wie du über dich selbst und deine Umwelt denkst, wie du dich fühlst und wie du handelst.

Wie eine Depression diagnostiziert wird

In der Praxis wird bei einem Verdacht auf eine Depression empfohlen, den Zwei-Fragen-Test anzuwenden (Whooley et al., 1997). Er kann auch dir eine erste schnelle Orientierung geben, ob du an einer Depression leiden könntest.

Frage 1: Hast du dich im letzten Monat häufig niedergeschlagen, traurig, bedrückt oder hoffnungslos gefühlt?

Frage 2: Hast du im letzten Monat deutlich weniger Lust und Freude an Dingen gehabt, die du sonst gerne tust?

Hast du beide Fragen mit »Ja« beantwortet und verspürst einen Leidensdruck, solltest du die Symptome von deinem Hausarzt oder deiner Hausärztin abklären lassen. Auch Psychologische Psychotherapeut:innen oder Psychiater:innen können geeignete Ansprechpersonen sein.

Um eine Depression zu diagnostizieren, müssen bestimmte Symptome mindestens zwei Wochen vorherrschen. Fachleute teilen diese nach der internationalen Klassifikation der Krankheiten und verwandter Gesundheitsprobleme (ICD-11) in Haupt- und Zusatzsymptome ein:

Zwei Hauptsymptome einer Depression sind:
- gedrückte, depressive Stimmung
- Interessenverlust und Freudlosigkeit

Zusatzsymptome einer Depression sind:

- Antriebsmangel und schnelle Ermüdbarkeit
- verminderte Konzentration und Aufmerksamkeit
- vermindertes Selbstwertgefühl und Selbstvertrauen
- Schuldgefühle
- psychomotorische Agitiertheit oder Hemmung
- Hoffnungslosigkeit
- Schlafstörungen
- Appetitstörungen
- Suizidgedanken/Suizidhandlungen

Nicht jede Person, die an einer Depression erkrankt, erlebt die gleichen Symptome. Je nach Anzahl und Intensität der Symptome beziehungsweise dem Grad der erlebten Funktionseinschränkung werden eine leichte, eine mittelgradige und eine schwere depressive Episode voneinander unterschieden.

Körperliche Symptome einer Depression

Neben den psychischen Erlebensweisen kann die Depression mit einer Fülle an körperlichen Symptomen einhergehen.

Diese somatischen Beschwerden sind häufig diffus und werden fast immer als quälend erlebt. Zu den typischen Symptomen zählen etwa Kopfschmerzen, Gelenk- und Muskelschmerzen, Verspannungen, Ohrgeräusche, eine verstärkte Geräuschempfindlichkeit, Herzschmerzen, Herzrasen, ein Enge- oder Druckgefühl auf der Brust, Atembeschwerden, Magen-Darm-Beschwerden, Blähungen, Übelkeit, das Gefühl, als würde sich der Hals zusammenschnüren, Kreislaufprobleme, Störungen der Blasenfunktion, Libidoverlust, Haarausfall, eine verstärkte Temperaturanfälligkeit sowie starkes oder vermindertes Schwitzen. Die Auflistung ließe sich endlos weiterführen.

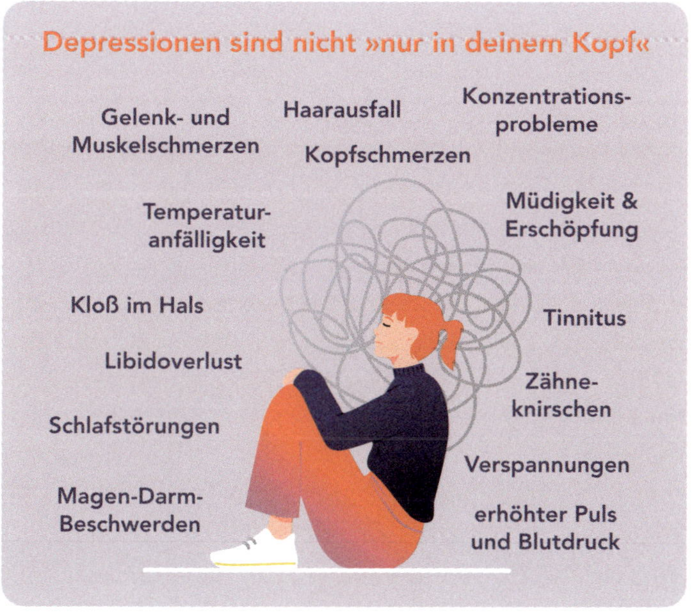
Depressionen sind nicht »nur in deinem Kopf«
Gelenk- und Muskelschmerzen
Haarausfall
Konzentrations-probleme
Kopfschmerzen
Temperatur-anfälligkeit
Müdigkeit & Erschöpfung
Kloß im Hals
Tinnitus
Libidoverlust
Zähne-knirschen
Schlafstörungen
Verspannungen
Magen-Darm-Beschwerden
erhöhter Puls und Blutdruck

Übrigens: Die Fülle an möglichen körperlichen Symptomen kann eine Erklärung dafür sein, dass Depressionen zu Beginn der Erkrankung immer wieder als körperliche Erkrankung fehldiagnostiziert werden.

EINE DEPRESSION HAT VIELE GESICHTER

Depressionen können viele Formen annehmen und die Ausprägung der Symptome kann von Person zu Person variieren. Aber jedes Erleben ist real.

Dabei ist die traurige Verstimmung eines der Leitsymptome der Erkrankung. Einige Betroffene erleben sich stets bedrückt, müssen bei geringstem Anlass weinen und spüren eine tiefe Verzweiflung, in der sie untröstbar zu sein scheinen. Andere würden gerne weinen, können aber nicht. Sie empfinden weder Freude noch Trauer, fühlen sich wie erstarrt und berichten eher von einem quälenden Gefühl der inneren Leere.

Viele Betroffene fühlen sich passiv, apathisch und bewegen sich insgesamt langsamer. Andere sind innerlich erregt, können kaum still sitzen und erleben eine quälende innere Unruhe, die durch nichts gelindert werden kann.

Manche Menschen verlieren während der Depression ihren Appetit, essen nur noch lustlos und verlieren an Körpergewicht. Andere haben ständigen Heißhunger und nehmen fast suchtartig und unkontrolliert mehr Nahrung als gewöhnlich zu sich. Auch Schlafstörungen sind ein häufiges Symptom in einer depressiven Episode. Manche Betroffene könnten Tag und Nacht schlafen, sie flüchten sich ins Bett, das ihnen einen sicheren Ort bietet. Andere schaffen es trotz Erschöpfung und Müdigkeit nicht, einzuschlafen. Sie liegen stundenlang wach oder finden überhaupt keinen Schlaf mehr. Viele Menschen mit einer Depression kennen ein sogenanntes »Morgentief«, das sich in den Abendstunden bessert. In selteneren Fällen ist aber auch eine umgekehrte Reihenfolge möglich.

Du siehst, so vielfältig, wie die Symptome sein können, so vielfältig kann das Erleben einer Person in einer depressiven Phase sein. Aber dieses gilt immer:

Jede und jeder Betroffene verdient, dass sich das Leben wieder leichter anfühlt.

NICHT JEDE DEPRESSION IST DIREKT ERKENNBAR

Betroffene hören manchmal den Satz: »Du wirkst gar nicht depressiv.« Oder: »Du hast doch alles im Griff.« Oder: »Man merkt dir das gar nicht an.« Das kann daran liegen, dass diese Menschen unter einer »hochfunktionalen Depression« leiden.

Hinter der Fassade sieht es ganz anders aus

Menschen mit einer hochfunktionalen Depression funktionieren oft gut im Alltag und meistern augenscheinlich alle Anforderungen. Tatsächlich jedoch dominieren im inneren Erleben Selbstzweifel, Niedergeschlagenheit, Ängste, Schuldgefühle oder sogar Suizidgedanken. Typisch sind auch ein unangenehmes Schweregefühl in Armen und Beinen, Appetitveränderungen, Schlafstörungen und eine ausgeprägte Sensibilität gegenüber Kritik. Am ehesten lassen sich diese Symptome der klinischen Diagnose einer »atypischen Depression« oder den »sonstigen depressiven Episoden« zuordnen. Hierunter fallen depressive Erlebensweisen, die sich nicht ausschließlich an der klassischen Definition orientieren.

Die Symptome bei der hochfunktionalen und bei der klassischen Depression ähneln sich oft und die Übergänge zwischen beiden sind fließend.

Hochfunktionale Depression

»Du wirkst ja gar nicht depressiv!«

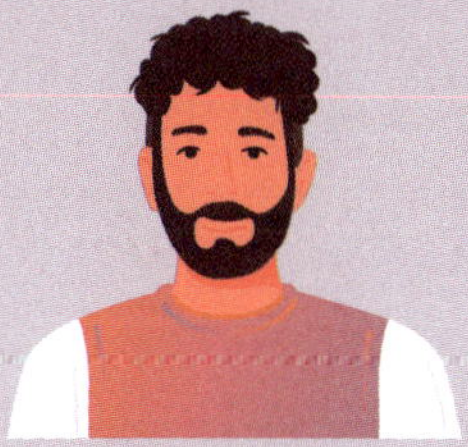

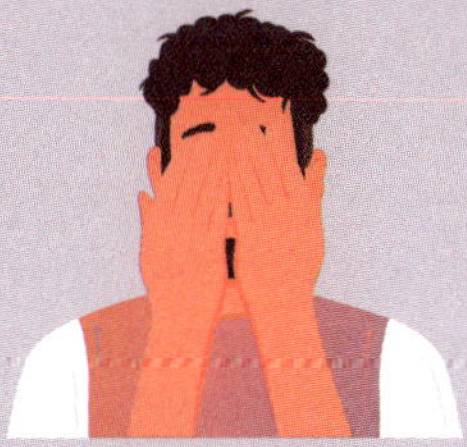

Was andere sehen:		Was du fühlst:
resilient und hart arbeitend	→	starke Erschöpfung »Ich kann nicht mehr.«
lebensfroh und lächelnd	→	gedrückte Stimmung und Gereiztheit
aktiv mit vielen Interessen	→	Schweregefühl in Armen und Beinen
erfolgreich im Job	→	Selbstzweifel, Sorgen und Ängste
sozial integriert	→	Angst vor Ablehnung und Kritik

Auch Betroffene selbst merken nicht, woran sie leiden

Die Stimmungslage bei der hochfunktionalen Depression lässt sich in der Regel jedoch einfacher durch äußere Einflüsse beeinflussen. Positive Ereignisse führen kurzzeitig zu einer verbesserten Gemütslage. Zudem ist der soziale Rückzug bei der hochfunktionalen Depression oft weniger stark ausgeprägt. Die meisten Menschen nehmen Verabredungen weiterhin wahr und schaffen es, sich regelmäßig mit ihren Angehörigen auszutauschen. Sie funktionieren im Alltag und gehen ihrer Arbeit oder anderen Verpflichtungen nach. Diese Form der Depression ist daher von anderen Menschen kaum zu erkennen. Leider bemerken auch Betroffene selbst oft nicht, dass sie an einer hochfunktionalen Depression leiden könnten.

Wenn dein Alltag durch die genannten Symptome überschattet wird, solltest du einen Arztbesuch in Erwägung ziehen. Das kann zunächst auch erst mal der Hausarzt oder die Hausärztin sein.

Ein Hinweis auf eine mögliche hochfunktionale Depression kann sein, wenn du dich nach außen stets funktional zeigst, es in deinem Inneren jedoch über einen längeren Zeitraum ganz anders aussieht.

EINE DEPRESSION HAT VIELE URSACHEN

Da die Erkrankung so komplex ist, gehen Wissenschaftler:innen davon aus, dass es nicht die eine Ursache gibt, die zur Entstehung einer Depression führt. Eine Reihe von biologischen und psychosozialen Faktoren stehen bei einer Depression in Wechselwirkung miteinander und können je nach individueller Ausprägung der Erkrankung ein unterschiedliches Gewicht haben.

Biologische Faktoren

Hierzu zählt eine genetische Vorbelastung, die beispielsweise gegeben ist, wenn bereits psychische Erkrankungen in der Familie bestehen. Die Gene sind aber kein alleiniger Auslöser einer Depression, sie erhöhen lediglich die Wahrscheinlichkeit, an einer Depression zu erkranken, wenn zusätzliche äußere oder innere Auslöser dazukommen. Auch Geschlecht und Alter können bei der Entstehung mitwirken.

Soziale Faktoren

Diese sind unter anderem das Alter, der Grad der Bildung, die wirtschaftlichen Verhältnisse sowie die soziale Einbettung und Unterstützung, die ein Mensch erlebt.

Menschen mit einem hohen Bildungsstand und einem hohen Einkommen scheinen beispielsweise stärker vor Depressionen geschützt zu sein als Personen, die in Armut leben. Gründe dafür können chronischer Stress, Hoffnungslosigkeit oder geringere Ressourcen sein, die durch soziale Ungleichheit entstehen. Das Fehlen von wohltuenden Beziehungen kann ebenfalls eine Rolle spielen und ist häufig im Alter ein großes Thema.

Biochemische Faktoren

Eine weitere vermutete Ursache für die Entstehung der Krankheit ist ein veränderter Hirnstoffwechsel in bestimmten Anteilen im Gehirn, etwa dem Antriebs- und Emotionszentrum. Doch letztlich sind die biochemischen Prozesse, die einer Depression zugrunde liegen, noch nicht klar.

Psychische Faktoren

Hier geht es um das subjektive Erleben mit all den seelischen Vorgängen sowie den biografischen und zwischenmenschlichen Erfahrungen, die wir im Laufe unseres Lebens machen. Dies genau zu betrachten ist besonders hilfreich, da es bei diesen Faktoren eher als bei den anderen möglich ist, über das Verstehen hinaus auch persönliche Ansätze für die Linderung des Leidens zu finden.

Viele Menschen mit einer Depression – nicht alle! – haben als Kind wenig verlässliche Bezugspersonen gehabt, die die emotionalen Bedürfnisse des Kleinkindes feinfühlig beantworteten. Im Vergleich zu gesunden Personen erlebten sie zudem überproportional häufig Traumata, Beziehungsabbrüche sowie Zurückweisungen von den Eltern. Als Folge verinnerlichen diese Kinder, dass sie trotz aller Bemühungen die ersehnte Liebe, Fürsorge oder Zuwendung von ihren Bezugspersonen nicht oder nur unzureichend bekommen werden. Das Mangelgefühl drückt sich in der Überzeugung aus, nichts zu bekommen, sich aber auch nichts nehmen zu dürfen und für alles stets kämpfen zu müssen. Aufgrund der kindlichen Abhängigkeit von den Bezugspersonen können die unangenehmen Gefühle wie Wut, Hass oder Trauer jedoch nicht nach außen gelangen und werden stattdessen verinnerlicht. Stetige Anpassung, Verlustängste und Enttäuschungen können im späteren Leben das Selbstwertgefühl schwächen und die Entstehung einer Depression begünstigen. Und die Erwachsenen äußern in der Depression dann ganz ähnliche Gefühle und Selbstabwertungen, wie sie damals als Kind verinnerlicht haben.

WIE SICH EINE DEPRESSION WIRKLICH ANFÜHLT

Jedes Gehirn ist anders, genauso wie die biologischen Einflüsse und biografischen Erfahrungen, die wir im Laufe unseres Lebens machen. Die offiziellen Diagnosekriterien beschreiben das Erleben von Menschen in einer Depression somit nur bedingt. Darum habe ich meine Instagram-Community gefragt, wie sich Depressionen für sie selbst wirklich anfühlen. Daraus ist eine Liste an Erlebensweisen entstanden, die mich sehr berührt haben.

EINE DEPRESSION IST WIE ...

- ... ein ständiger Begleiter, der mich nicht zu 100 Prozent leben lässt.
- ... ein dunkles schwarzes Tuch, das mir die Luft zum Atmen nimmt und jegliches Licht von mir fernhält.
- ... ein dichter Nebel in meinem Kopf, der keinen Platz für schöne Gedanken lässt und der in und um mich herum ist.
- ... im eigenen Körper mit seinen bösen Gedanken gefangen zu sein.
- ... in meinen Gedanken und Emotionen zu ertrinken.
- ... gleichzeitig nichts und alles zu fühlen.

- … eine dicke Decke über dem Kopf, die alle Farben, Geräusche und Gefühle taub macht.
- … als wäre die Erdanziehungskraft stärker geworden, aber nur für mich.
- … ein leerer Akku mit fettem Stein auf der Brust.
- … eine Ritterrüstung aus Beton, die sich nicht ablegen lässt.
- … ein Gefängnis.
- … wenn ich ersticken würde.
- … schwere Gewichte im Inneren und um mich herum, die mich ständig runterziehen.
- … eine dunkelgraue Wolke über mir.
- … ein innerer Dämon, der sich von allem Negativem nährt und immer mehr davon hervorholt.
- … ein immerwährender Kampf gegen mich selbst.
- … ein schwarzes Loch. Man fällt und fällt, kommt allein nicht mehr raus.
- … von allem ausgeschlossen zu sein, obwohl man mittendrin ist.
- … als wäre ich eine Hülle ohne Inhalt.
- … ein Mantel aus Blei.
- … als würde ich in meiner emotionalen Kälte erfrieren. Nichts kann mich wärmen.
- … eine Wand, die langsam auf mich zukommt.
- … ewige Dunkelheit ohne Lichtblick oder Hoffnungsschimmer.
- … unter einer gläsernen Glocke zu sitzen. Alles zu sehen, aber nichts zu fühlen.

- … anderen beim Leben zuschauen.
- … unter Eis eingesperrt zu sein und andere laufen drauf rum und rufen: »Tauch doch einfach auf.«
- … Zeitlupe im Inneren und Zeitraffer im Außen.
- … von der Welt abgeschnitten zu sein.
- … loslaufen und dabei festgehalten zu werden.
- … komplett allein auf der Welt zu sein.
- … als hätte man das Licht ausgeknipst.
- … Alltag.
- … ein Clubkonzert: Alles ist dumpf, überladen und die Atemluft wird knapp.
- … ein Keller ohne Ausgang.
- … durch eine Milchglasscheibe zu schauen.
- … ein Labyrinth ohne Ausgang.
- … fallen ohne Boden.
- … leben in Moll.

Vielleicht musstest du an der einen oder anderen Stelle nicken, weil du die Depression ähnlich empfindest. Möglicherweise konntest du dein Erleben bisher aber auch gar nicht in Worte fassen und hast eine Beschreibung entdeckt, die sich auch für dich stimmig anfühlt.

Unabhängig davon, wie sich die Depression gerade für dich anfühlt, gilt stets: Dein Erleben ist real und berechtigt. Aber es ist auch nicht in Stein gemeißelt und kann sich wieder verändern.

WAS IN EINER DEPRESSION WIRKLICH SCHWERFÄLLT

Alle Lebensbereiche können bei einer depressiven Erkrankung betroffen sein. Doch nicht alle Menschen haben dieselben Schwierigkeiten. Zudem können die Belastungen auch andere Ursachen haben. Ich habe meine Community auch gefragt, was Betroffenen in einer Depression am schwersten fällt. Überlege, welche der aufgelisteten Antworten bei dir zutreffen. Manchmal ist allein das Wissen erleichternd, dass es anderen Menschen genauso geht und du mit deinem Erleben nicht allein bist.

VIELE DINGE, DIE IN EINER DEPRESSION EINE GROSSE HERAUSFORDERUNG SEIN KÖNNEN:

- Kontakte pflegen, auf Nachrichten antworten
- zu einer angemessenen Uhrzeit morgens aufstehen
- duschen | Hygiene | Wäsche waschen
- die Wohnung verlassen
- Geräusche oder Menschen ertragen
- einkaufen | etwas kochen | gesund essen
- einfach nur zu existieren
- sich selbst nicht gnadenlos zu verurteilen
- sich ständig erklären und rechtfertigen müssen

- nicht den ganzen Tag Gedankenschleifen ziehen
- simple Entscheidungen treffen | planen
- in eine echte Verbindung mit anderen treten
- sich konzentrieren | lernen | fokussiert arbeiten
- sprechen
- sich um die eigenen Kinder kümmern
- für Heilung kämpfen
- zu versuchen, nicht im Selbstmitleid zu versinken
- nicht zu vergessen, dass man geliebt und wertgeschätzt wird
- nicht grundlos gemein zu anderen zu sein
- den Tag/die Nacht überhaupt zu überstehen
- zu sehen, was man alles kann
- Hobbys ausüben
- den Sinn des Lebens zu erkennen
- sich selbst zu ertragen
- für Hilfe ständig kämpfen zu müssen: Arzttermin, Therapieplatz etc.
- die eigenen Bedürfnisse spüren
- nicht still sitzen können
- aufhören zu weinen
- Nein sagen
- mit Suizidgedanken umzugehen
- Hoffnung behalten
- nicht wissen, ob und wann es noch mal besser wird
- Hilfe annehmen

So wie dir geht es vielen!

Es ist nicht ungewöhnlich, dass insbesondere bei schweren Depressionen alltägliche Aufgaben wie die Körperhygiene oder Haushaltstätigkeiten vernachlässigt werden.

Bist du auch noch im Schlafanzug, obwohl der Tag schon fast herum ist? Hast du die Vorhänge wieder zugezogen und dich zurück ins Bett verkrochen? Hast du das Duschen und das Zähneputzen heute mal ausfallen lassen?

Ich verstehe, dass du lieber im Bett bleiben willst, wenn deine Stimmung bereits nach dem Aufwachen am Tiefpunkt ist. Vielleicht hast du auch das Gefühl, dass du dich erst mal um wichtigere Probleme kümmern solltest. Die Schwierigkeiten bei der täglichen Körperhygiene sind oft immer noch ein Tabuthema. Darüber wird viel zu selten gesprochen. Daher denkst du vielleicht, dass du ganz allein mit diesen Problemen bist, aber das stimmt nicht.

Versuche es mit wirklich winzigen Schritten

Nimm den Druck heraus und wirf gängige Empfehlungen über Bord. Es muss nicht alles nach Vorschrift gemacht werden, wenn es mal nicht geht. Erledige Aufgaben, die nicht bewältigbar erscheinen, am besten so kleinschrittig wie möglich. Suche dir die Strategien heraus, die dir helfen, und lass den Rest liegen. Du musst nicht alles umsetzen. Erlaube dir, dass auch mal gar nichts geht. Das ist okay!

Die folgenden Hygiene-Hacks haben sich für andere Betroffene als hilfreich erwiesen.

Duschen leichter machen

- Setze dich in der Dusche hin oder nutze einen Duschsessel. So brauchst du weniger Energie.
- Wasche dich mit einem Waschlappen, anstatt zu duschen. Nutze Feuchttücher oder Trockenshampoo.
- Dusche abends und lass die Haare über Nacht trocknen. So sparst du dir das Föhnen.
- Das Haarewaschen erscheint dir zu anstrengend? Lass es weg und dusche nur deinen Körper ab.
- Wenn du eine Badewanne hast: Nimm ein Bad, anstatt zu duschen. Das kann sich wie eine leise Umarmung anfühlen.
- Stelle dir vor, wie du dich fühlen wirst, nachdem du geduscht oder dir frische Kleidung angezogen hast. Schreibe dir dazu eine kleine Notiz und hänge sie in dein Badezimmer oder neben dein Bett.

Wäsche waschen leichter machen

- Setze Prioritäten: Was ist wirklich wichtig? Wasche zum Beispiel erst mal nur die Kleidung, die du für den nächsten Tag benötigst.
- Sammle deine Wäsche in der Waschmaschine statt in einem Wäschekorb.

Zähne putzen leichter machen

- Putze deine Zähne unter der Dusche, um alles in einem Gang zu erledigen.
- Stelle dir ein »Frische-Kit« ans Bett: Feuchttücher, Deodorant, Minze-Bonbons. Auch Zahnputzbecher und Zahnbürste: Besser ohne Wasser putzen als gar nicht.

Putzen leichter machen

- Erledige direkt nach dem Aufstehen eine Sache.
- Hast du schon mal etwas von der »FlyLady-Methode« gehört? Sie kann dich durch verschiedenste Routinen beim Hausputz unterstützen. Im Internet findest du gute Anleitungen.
- Gib bei Youtube das Stichwort »*Clean with me*« ein, suche dir ein passendes Video aus und putz mit.
- Lege dir eine To-do-Liste im Handy an und hake die erledigten Tätigkeiten am Ende des Tages ab.

Aufräumen leichter machen

- Räume jeden Tag so lange auf, wie dein Lieblingssong läuft. Drei Minuten pro Tag sind wenig, machen aber in einer Woche einen großen Unterschied.
- Bitte jemanden, dir zu helfen, auch wenn dir das schwerfällt.
- Versuche zunächst, Gegenstände im richtigen Raum liegen zu haben. Wechsle dafür den Raum nicht mit leeren Händen, nimmt immer eine Sache mit.

Hilfreiche Apps, die dich entlasten können

- »Finch Self Care Pet«: Supersüß gemacht, leider auf Englisch. Du gestaltest dein virtuelles Haustier. Es wächst und gedeiht, je besser du dich um dich selbst kümmerst.
- »Sweepy«: Du erstellst einen eigenen Putzplan und sammelst Punkte für jede erledigte Aufgabe.
- »Tidy«: Du legst deine täglichen Aufgaben im Haushalt fest und verfolgst deine Fortschritte in der App.

Bitte beachte: Wenn du alltägliche Aufgaben über einen längeren Zeitraum nicht mehr allein schaffst, kann dies ein Zeichen sein, dass du mehr Hilfe benötigst. Bitte wende dich in diesem Fall an **deinen Arzt, deine Ärztin bzw. Psychotherapeut:in.**

Weitere Tipps gegen die Antriebslosigkeit findest du im Abschnitt zur dritten Lüge der Depression »Du bist faul«.

WAS IN EINER DEPRESSION WIRKLICH WICHTIG IST: SELBSTFÜRSORGE

Selbstfürsorge bedeutet, sich regelmäßig gut um sich selbst zu kümmern sowie wertschätzend mit sich und anderen Menschen umzugehen. In einer depressiven Episode ist das häufig das Letzte, das dir in den Sinn kommt, oder? Wenn du dich wie ein riesengroßer Fehler fühlst, fühlt es sich oft auch nicht okay an, sich selbst etwas Gutes zu tun. Wenn du all deine Energie benötigst, um zu existieren und weiter zu funktionieren, dann erscheint Selbstfürsorge wie ein Luxus, den du dir nicht leisten kannst. Dennoch ist es wichtig, dass du für dich sorgst. Selbstfürsorge kann ein Zeichen setzen und Abstand schaffen zwischen den Lügen der Depression und deinen Gedanken über dich selbst.

Wenn du dich gut um dich selbst kümmerst,
dann sagst du: »Ich bin etwas wert.«,
»Ich habe verdient, dass ich mich wohlfühle.«
oder »Ich darf mehr, als nur zu funktionieren.«

Drei Ebenen der Selbstfürsorge

Körperlich sorgst du gut für dich, indem du ausreichend trinkst, dich gesund ernährst oder auf deine Schlafhygiene sowie ausreichend Bewegung achtest.

Emotional gute Selbstfürsorge kann darin liegen, deine Bedürfnisse zu kommunizieren, deine Gefühle wahrzunehmen und Dinge zu tun, die deiner Seele guttun.

Rational hilfreiche Selbstfürsorge bedeutet beispielsweise, dass du deine Medikamente einnimmst, deine Dokumente sortierst oder die Wohnung aufräumst.

Kurz: Selbstfürsorge ist all das, was du bewusst für deine körperliche und mentale Gesundheit tust.

SELBSTFÜRSORGE-IDEEN VON MEINER COMMUNITY:

- (achtsam) duschen gehen | ein Schaumbad nehmen
- Nein sagen und dir die Zeit für dich selbst nehmen
- spazieren gehen in der Sonne oder im Wald
- Kuchen für dich und deine Familie backen
- dich selbst loben, auch für kleine Erfolge
- dir Zeit für dich nehmen | Zeit allein verbringen
- jemanden um Hilfe bitten
- Zeit mit einem Haustier verbringen

- dich nicht schuldig fühlen, wenn du etwas nicht geschafft hast
- Yoga praktizieren | meditieren
- mit kleinen Kindern unbeschwert herumtoben
- im Bett liegen bleiben, lesen oder einen Tee trinken
- einmal bewusst und tief durchatmen
- jeden Tag aufschreiben, wofür du dankbar bist
- auch als Erwachsene mit einem Plüschtier kuscheln
- sich die Füße eincremen
- Nähmaschine / Häkelnadel / Stricknadel auspacken
- einen inspirierenden Podcast anhören
- eine Runde laufen oder walken gehen
- die Sonne auf dem Balkon / im Garten genießen
- mit dem inneren Kind Kontakt aufnehmen
- das Handy eine Weile in den Flugmodus schalten
- im Bett frühstücken
- im Buchladen ein neues Buch aussuchen
- dein Kind lange in den Arm nehmen
- etwas zeichnen / malen
- mit einem Lächeln den Tag beginnen
- ein leckeres Getränk zubereiten
- die To-dos des Tages einfach mal liegen lassen
- dich selbst mit Blumen überraschen
- mit einem lieben Menschen telefonieren
- deine eigene Meinung und deine Bedürfnisse ernst nehmen und verteidigen
- eine Therapie / ein Coaching beginnen
- Musik hören | ein Musikinstrument spielen

- Origami-Kraniche basteln
- Achtsamkeitsübungen ausprobieren
- lächeln und spüren, wie das in dir selbst wirkt
- ein Nickerchen im Tagesgeschehen einbauen
- Krafttraining machen
- Post aufmachen und beantworten
- dein Lieblingsessen kochen oder bestellen
- eine Ecke in der Wohnung / im Haus aufräumen
- ausreichend früh ins Bett gehen
- einen Tag ausschließlich positiv mit dir selbst sprechen

Ich weiß, wie schwer es ist, mit dir selbstfürsorglich umzugehen in einer depressiven Episode, wenn du dich wertlos und kraftlos fühlst. Möglicherweise fühlt es sich zu Beginn auch falsch oder wie ein Fehler an. Aber es ist notwendig. Versuche, jeden Tag mindestens eine Tätigkeit der Selbstfürsorge in deinen Alltag zu integrieren, auch wenn sie noch so klein ist. Du wirst sehen, dass es von Tag zu Tag einfacher und sich immer natürlicher anfühlen wird. Sei gut zu dir selbst. Du verdienst es.

Sieben Lügen, die dir eine Depression erzählt

Die Depression ist eine fiese Erkrankung. Sie greift deinen Körper und deine Seele an und stellt alle Tatsachen und deine Erkenntnisse auf den Prüfstand.

Häufig spricht die Depression direkt mit dir und bekräftigt tief verinnerlichte Überzeugungen wie »Ich bin faul«, »Ich bin nichts wert«, »Ohne mich wäre die Welt ein besserer Ort«. Sie findet Hunderte Gründe, warum du nicht gut genug bist oder niemand etwas mit dir zu tun haben möchte.

Die Depression hält dich davon ab, deine Ziele zu erreichen, redet dir Beziehungen schlecht, nimmt dir jegliches Recht auf Hilfe und Unterstützung und raubt dir wichtige Bewältigungsstrategien, wenn du sie am dringendsten benötigst.

Egal, welche Lüge die Depression versucht,
dir über dich zu erzählen:
Das ist Teil der Erkrankung, das bist nicht du.

Die Depression verschweigt viele Wahrheiten. Die Depression erinnert dich nicht daran, dass es Menschen gibt, die dich lieben. Sie erzählt dir nicht, dass du die Last der Erkrankung nicht allein tragen musst, und verschweigt deine Stärken, Erfolge und Talente.

Die Wahrheit aber ist: Du bist keine Last. Du bist keine schreckliche Person, auch wenn es sich gerade anders anfühlt. Du musst nicht immer funktionieren. Du bist ein wertvoller und liebenswerter Mensch. Du wirst gebraucht und es kann wieder bessere Tage geben.

Durchschaute Lügen verlieren ihre Macht über dich

Je eher du die Lügen durchschaust, die dir deine Depression erzählt, desto besser kannst du die Auswirkungen auf dich und dein Leben minimieren. Als Soforthilfe findest du im folgenden Abschnitt zu jeder der sieben Lügen kleine Übungen, die du anwenden kannst, um wieder mehr Zuversicht zu gewinnen. Bitte beachte, dass diese Übungen eine Hilfe zur Selbsthilfe darstellen, die keine Psychotherapie ersetzen. Bei einer Depression ist auch eine professionelle Unterstützung von Menschen wichtig, die sich mit der Erkrankung auskennen. Im Kapitel »Siebte Lüge« findest du hilfreiche Tipps für die Psychotherapieplatzsuche.

ERSTE LÜGE

»Du bist ein:e Versager:in.«

WIE DIESE LÜGE AUCH KLINGEN KANN

»Du hast schon wieder einen Fehler gemacht.«

»Du bist in nichts wirklich gut.«

»Du bist nutzlos.«

»Du wirst es nie schaffen.«

»Nur Perfektion verdient ein Lob.«

Die Wahrheit sieht anders aus

Kommen dir diese oder ähnliche Sätze auf der vorherigen Seite bekannt vor? Ich kann mir vorstellen, wie real sich dieses Gefühl des Versagens anfühlen mag. Doch das ist die Stimme der Depression. Kein Mensch versagt immer. Auch du nicht.

Die Depression ist ein fieser Kritiker

Sie will dir einreden, dass du zu nichts taugst und nie genügen wirst. Deshalb fallen dir ständig alle Misserfolge oder Fehlschläge ein, die dir in deinem Leben passiert sind. Alle bisherigen Erfolge, alle hart erarbeiteten Ziele zählen nicht mehr. Mit jedem kleinen Fehler oder entdecktem persönlichen Mangel vertieft sich dein Gefühl von völliger Unfähigkeit, stetem Versagen und Scheitern. Vielleicht glaubst du gerade daran, weil du dich so kraftlos fühlst? Genau das ist ein Symptom der Depression. Das Gefühl, eine völlige Versagerin oder ein völliger Versager zu sein, zeigt, wie tief du in der Erkrankung steckst. Das Gefühl des Nichtschaffens oder Versagens sind typische Erlebensweisen in einer Depression, die sich sehr beschämend und erniedrigend anfühlen können. Es ist daher erst mal nicht verwunderlich, dass du dich ärgerst oder selbst anklagst. Doch versuche bitte, der Depression nicht alles abzukaufen. Was die Depression dir nämlich nicht erzählt, ist, dass du viele Talente und viel erreicht hast.

Jetzt denkst du vielleicht, dass du nichts von alledem glauben kannst. Denn selbstabwertende Denkmuster sind oft schon früh in der Kindheit entstanden. Durch schmerzliche Erfahrungen fühlen wir uns klein, wertlos, nutzlos oder unfähig. Diese Gefühle brennen sich tief in unser Selbstbild ein und tarnen sich als absolute Wahrheiten wie »Ich bin ein:e Versager:in«.

Der Teufelskreis der Depression

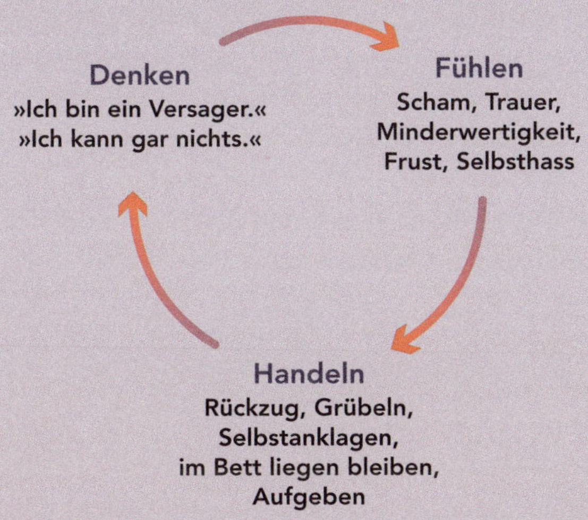

Diese Denkmuster sind Teil eines Kreislaufes: Sie stehen in Wechselwirkung mit deinem Fühlen und Handeln. Letzteres bestätigt die Versagensgedanken und erhält den Teufelskreis der Depression aufrecht.

Wie du Denkverzerrungen erkennst

Automatisch ablaufende Gedanken wie »Ich bin ein:e Versager:in« unterliegen oft einer Reihe von Denkverzerrungen. Sie verdrehen die Realität und lassen wichtige Umstände außer Acht. Schau mal, ob dir einige der folgenden Denkverzerrungen bekannt vorkommen:

Etikettierung: Du beurteilst dich selbst oder andere Menschen aufgrund bestimmter Eigenschaften oder Verhaltensweisen. Du berücksichtigst die Umstände nicht oder siehst keine Veränderungsmöglichkeiten. *Ein Beispiel:* Du bist nach einem anstrengenden Tag ungeduldig mit deinem Kind geworden und stempelst dich daraufhin als schlechter Elternteil ab.

Katastrophisieren: Du malst dir Katastrophen aus oder erwartest in Situationen immer das Schlechteste, ohne ausreichend Beweise dafür zu haben oder alternative Wahrscheinlichkeiten zu bedenken. *Ein Beispiel:* Du hast das Gefühl, etwas Falsches zu deinem Partner oder deiner Partnerin gesagt zu haben, und befürchtest nun, dass die Person sich von dir trennen wird.

Schwarz-Weiß-Denken: Du denkst in Extremen: Gut oder Böse, Erfolg oder Versagen, schwarz oder weiß. Andere Farben, Grau- und Zwischenstufen werden nicht berücksichtigt. *Ein Beispiel:* Du wolltest diese Woche gesund essen, hast einen Tag gesündigt und verbuchst die gesamte Woche als kompletten Reinfall.

Emotionale Beweisführung: Du schließt von deinen Gefühlen auf äußere Tatsachen. Das Gefühl von Angst bestätigt dir, dass eine Gefahr da sein muss. *Ein Beispiel:* Dich wie eine Last zu fühlen bedeutet für dich, dass dies auch andere Menschen genauso empfinden.

Übergeneralisierung: Du schließt von einem negativen Erlebnis auf dein ganzes Leben oder deine ganze Person. *Ein Beispiel:* Aus einem schlecht gelaufenen Date schlussfolgerst du, dass auch alle weiteren Dates ähnlich katastrophal verlaufen werden.

Versuche im Alltag, die Denkmuster aufzuspüren und sie aufzulösen. Nutze dafür die folgenden Hilfen.

SOFORTHILFE BEI VERSAGENSGEDANKEN

Ich könnte mir vorstellen, dass dir bereits aufgefallen ist, wie rigoros du dich selbst verurteilst. Nur, weil du den Gedanken »Ich bin ein:e Versager:in« hast, muss dieser nicht der Wahrheit entsprechen. Gedanken sind keine Tatsachen. Du kannst Abstand zu deinen Gedanken gewinnen, indem du die Aussage umformulierst. Zum Beispiel in den Satz »Ich habe den Gedanken, ein Versager zu sein.« oder in »Die Depression erzählt mir, eine Versagerin zu sein.« Du bist noch nicht überzeugt? Dann lohnt es sich, die eigenen Denkmuster auf ihre Angemessenheit zu überprüfen. Sind sie überhaupt logisch? Haben sie einen nachvollziehbaren Bezug zur Realität, und gibt es überhaupt Beweise, die deine Überzeugung bestätigen?

Übung 1: Suche Beweise für die Überzeugung

Bevor du mit der Suche nach Beweisen für deine Überzeugung loslegst, bewerte einmal, wie stark du der Aussage »Ich bin ein:e Versager:in« aktuell zustimmen würdest: Wähle dafür eine Zahl zwischen 0 und 100 Prozent. Natürlich kannst du auch jede andere selbstabwertende Überzeugung einmal auf diese Weise bewerten.

Suche dann eine Woche lang nach Argumenten, die diese Aussage stützen, und nach gültigen Beweisen, die dagegensprechen. Aber vergiss nicht: Beweise beruhen immer auf objektiven Tatsachen und nicht auf subjektiven Empfindungen oder Vermutungen. Wenn du mit deiner Liste an Argumenten am Ende der Woche fertig bist, schätze erneut ein, wie sehr du deiner ursprünglichen Überzeugung zustimmen würdest. Hat sich etwas an deiner Prozentzahl verändert?

Nehmen wir dieses Beispiel: Du hast den Geburtstag eines Freundes vergessen. Schnell kommt dir der Gedanke, eine schlechte Freundin oder ein schlechter Freund zu sein und total versagt zu haben. Doch was spricht tatsächlich für diesen Gedanken?

Stelle die selbstabwertende Überzeugung auf den Prüfstand: Du kannst dich beispielsweise fragen, was dazu geführt haben könnte, dass du den Geburtstag vergessen hast, und ob du daran zukünftig etwas ändern könntest. Hast du gerade einfach viel Stress oder gab es einen anderen verständlichen Grund? Bedeutet die Tatsache, den Geburtstag vergessen zu haben, wirklich, dass du ein:e schlechte:r Freund:in bist? Ist es nicht menschlich, auch mal einen Fehler zu machen, und einen solchen bei anderen zu verzeihen, wenn uns die Person nahesteht? Gibt es nicht viele Momente, in denen du als Freund oder Freundin in der Vergangenheit da warst und unterstützend zur Seite gestanden bist?

Übung 2: Korrigiere deine Grundannahmen

Nachdem du deine Überzeugungen über dich selbst auf den Prüfstand gestellt hast, kannst du deine Annahmen korrigieren. Überlege dafür, was du statt »Ich bin ein:e Versager:in« sagen könntest. Eine Neuformulierung wäre beispielsweise: »Ich habe Stärken und Schwächen. Kein Mensch ist perfekt.« Oder: »Ich schaffe aktuell manche Dinge nicht, aber das ist Teil der Erkrankung.«

Bezogen auf das Geburtstagsbeispiel könntest du deine selbstabwertende Überzeugung »Ich bin eine schlechte Freundin« so umformulieren: »Die Tatsache, dass ich den Geburtstag meines Freundes vergessen habe, zeigt mir, wie gestresst und überfordert ich mich gerade fühle. Ich war so oft für meinen Freund da. Wenn er mich wirklich mag, wird er mir diesen Fehler verzeihen. Zukünftig werde ich schauen, was ich anders machen kann, um mich an diese Termine zu erinnern.«

Du siehst, dass die Neubewertungen negative Tatsachen oder Eigenschaften nicht gänzlich löschen müssen. Ein kleiner Anteil auch negativer Dinge darf durchaus vorhanden sein und ist realistisch. Es nützt nichts, eine vollkommen positive und unrealistische Sicht auf die Dinge einzunehmen. Wichtig ist, dass sich diese korrigierte Überzeugung wirklich stimmig und glaubwürdig für dich anfühlt. Du kannst diese Übung in Gedanken machen, noch effektiver ist sie, wenn du deine Überlegungen aufschreibst.

Übung 3: Sammle positive Momente

Wir erleben jeden Tag viele verschiedene Dinge. Meistens bleiben uns jedoch nur die negativen Ereignisse im Kopf, während die angenehmen Erlebnisse schnell in Vergessenheit geraten. Ein Positivtagebuch kann dir dabei helfen, auch die Dinge zu behalten, die gut gelaufen sind. Das müssen keine großen Erfolge sein wie eine Beförderung oder ein Geldgewinn. Oftmals sind es die kleinen positiven Ereignisse des Tages, die in der Summe einen großen Unterschied machen können. Lege dir darum ein schönes Notizbuch zu und schreibe alle kleinen oder großen positiven Momente auf, die du am Tag erlebt hast.

Nutze für dein Positivtagebuch diese Fragen:

- Was ist dir gut gelungen?
- Was hast du dich getraut?
- Wobei hast du dich selbst überrascht?
- Welche Herausforderung hast du gemeistert?
- Worüber hast du dich gefreut?
- Was hat dich entspannen lassen?
- Was hast du genossen?
- Welche liebevollen Worte hat dir jemand geschenkt?

Möglicherweise wird die Depression dir einreden, dass es an dem Tag nichts Positives gab. Das ist die Behauptung der Depression. Überlege noch mal genau. Sollte dir wirklich nichts einfallen, dann nutze die Gelegenheit, etwas Schönes in deinen Tag einzubauen. Mache dir zum Beispiel eine Tasse Kakao oder deinen Lieblingstee, gehe hinaus in die Sonne oder schenke dir selbst einen Blumenstrauß.

Mutmachsätze, wenn Versagensgedanken aufkommen

Die folgenden Sätze können dir Rückhalt geben, wenn die Depression versucht, dir negative Behauptungen über dich einzuflüstern. Du kannst dir einen Satz heraussuchen, der sich gerade stimmig für dich anfühlt, und ihn laut vorlesen. Spüre währenddessen einmal in dich hinein. Kannst du das Gesagte auch fühlen?

- »Du bist kein Fehler, du machst höchstens welche.«
- »Nur, weil du etwas einmal nicht geschafft hast, heißt es nicht, dass du es nie schaffen wirst.«
- »Du hast das Beste getan, was dir zu dem Zeitpunkt möglich war.«
- »Du kannst nicht nur anderen Menschen verzeihen, sondern solltest auch dir selbst verzeihen.«
- »Du kannst es immer noch mal versuchen. Wenn es dir wieder besser geht, wird es dir leichter fallen.«
- »Sei nicht so hart zu dir selbst. «

»Du kannst
es immer
noch mal
versuchen.
Wenn es dir
wieder besser
geht, wird es
dir leichter
fallen.«

ZWEITE LÜGE

»Niemand interessiert sich für dich.«

WIE DIESE LÜGE AUCH KLINGEN KANN

»Du fällst allen zur Last.«

»Mit dir will niemand etwas zu tun haben.«

»Du bist ganz allein.«

»Niemand versteht, wie es dir geht.«

»Du kannst dich niemandem zumuten.«

Die Wahrheit sieht anders aus

Die Depression ist sehr talentiert darin, dich zu isolieren und dir einzureden, ganz allein zu sein. Doch das bist du nicht. Es gibt Menschen, die für dich da sein wollen, oder die das Gleiche durchmachen wie du. Es wird die Zeit kommen, in der du das wieder wahrnehmen kannst.

Manchmal fehlt die Energie für Kontakte

In einer depressiven Phase fühlt es sich manchmal sicherer an, eine Mauer zu errichten, als andere an dich heranzulassen. Du hast einfach keine Kraft, Anrufe oder Textnachrichten zu beantworten, hinauszugehen, zu reden und weiter so zu tun, als gehe es dir gut. Oft formuliert diese Lüge auch solche Sätze: »Niemand kümmert sich um dich« oder »Du musst mit allem allein zurechtkommen.« Solche Behauptungen führen dazu, dass sich Menschen in einer depressiven Phase von Familie oder Freund:innen abwenden. Laut Umfrage der Stiftung Deutsche Depressionshilfe (Deutschland-Barometer Depression 2023) ziehen sich 82 Prozent der an Depression erkrankten Menschen aus sozialen Beziehungen zurück. Wenn es dir auch so gehen sollte, dann bist du damit also nicht allein.

Ich habe andere Betroffene gefragt, aus welchen Gründen sie sich in einer Depression in ihr Schneckenhaus zurückziehen. Vielleicht erkennst du den einen oder anderen deiner Gründe wieder.

GRÜNDE, SICH IN EINER DEPRESSION ZURÜCKZUZIEHEN

- Du kannst dein Befinden nicht erklären oder findest keine Worte, die deine Verzweiflung ausdrücken können.
- Du kannst nicht mehr sehen und fühlen, dass es Menschen gibt, die für dich da sind.
- Du schämst dich für deine Erkrankung.
- Du bist davon überzeugt, keine Hilfe zu verdienen.
- Du kannst dich nicht gut auf Gespräche konzentrieren.
- Du sabotierst dich selber, indem du alle von dir wegstößt. Es fühlt sich wie eine gerechte Strafe an.
- Du willst niemanden sehen oder hören und einfach deine Ruhe haben.
- Du fühlst dich im Zusammensein mit anderen unter Druck, eine glückliche Fassade zeigen zu müssen.
- Es tut weh, anderen Menschen beim Leben zuzusehen, ohne dies selbst fühlen zu können.
- Du möchtest niemandem zur Last fallen oder die Stimmung deiner Mitmenschen »herunterziehen«.
- Dir ist alles zu viel – wach sein, atmen, sprechen.
- Du willst einfach nur schlafen oder dich zu Hause verkriechen.
- Du hast keine Kraft, dir Vorurteile oder gut gemeinte Ratschläge anzuhören.
- Du hast Angst vor Enttäuschungen, die zu noch mehr Gedankenkreisen führen können.

- Du bist extrem reizbar oder genervt von dir selbst.
- Du hast das Gefühl, dass du es nicht wert bist, »dabei« zu sein, oder bist der Überzeugung, nicht mehr dazuzugehören, nicht mehr reinzupassen.
- Es ist dir peinlich, andere Leute zu dir nach Hause einzuladen, weil du es nicht geschafft hast, aufzuräumen oder den Haushalt zu erledigen.
- Du möchtest nicht, dass andere Menschen merken, wie es dir wirklich geht.

Was die Depression dir nicht erzählt, ist, dass du nicht allein bist. Andere reichen dir ihre Hände, du kannst sie nur gerade nicht mehr sehen.

Deine lieben Menschen stehen vor deiner Tür

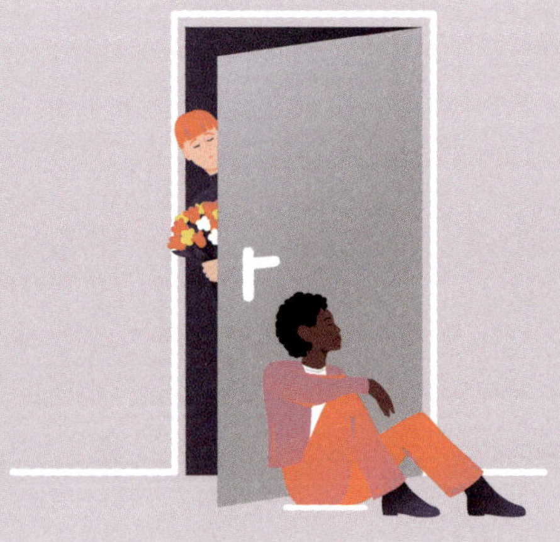

Die anderen sind vielleicht auch unsicher

Viele Angehörige wollen sich kümmern, wissen jedoch nicht, wie sie dich unterstützen können, oder haben Sorge, etwas falsch zu machen. Was sich wie »Sie interessieren sich nicht für mich« anfühlt, ist oft eine große Unsicherheit.

Verständlicherweise ist es schwer, sich in das Erleben von Menschen in einer Depression hineinzuversetzen. Wirklich verstehen werden es wahrscheinlich nur diejenigen, die dies selbst schon einmal durchleben mussten. Doch auch ohne solche Erfahrungen selbst gemacht zu haben, können Angehörige helfen und Beistand leisten.

Es kann natürlich sein, dass es dir im Moment an Unterstützung mangelt oder dass es niemanden gibt, der für dich da ist oder versteht, was du gerade durchmachst. Das muss jedoch nicht heißen, dass die Depression recht hat und dass dies für immer so bleiben muss.

SOFORTHILFE BEI EINSAMKEIT

Glaubt man den Angaben auf Facebook oder Instagram, so haben manche Leute über 500 Freund:innen. Das kann Menschen unter Druck setzen und das Gefühl entstehen lassen, ganz allein zu sein. Dabei belegt eine Yougov-Umfrage (im Auftrag der Deutschen Presse-Agentur, 2019), dass etwa 40 Prozent der Deutschen nach eigenen Angaben nur höchstens zwei enge Freund:innen haben, mit denen persönliche Gedanken und Gefühle geteilt werden können. Das ist nicht tragisch, denn du benötigst nicht viele liebe Menschen. Bei Beziehungen gilt Qualität vor Quantität.

Dennoch sind wir alle soziale Wesen und benötigen ein Mindestmaß an sozialen Kontakten, um uns verbunden und wohlzufühlen. Die Coronapandemie hat gezeigt, wie sehr sich Isolation und Einsamkeit auf unsere Stimmung und psychische Gesundheit auswirken kann. Tatsächlich schützen tragende Beziehungen sogar vor Depressionen und können ihren Verlauf positiv beeinflussen. Es kann sich also lohnen, die Fühler wieder vorsichtig in Richtung lieber Menschen auszustrecken, auch wenn es sich gerade nicht gut anfühlt, das Schneckenhaus zu verlassen.

Übung 1: Findet Aktivitäten, bei denen nichts »geleistet« werden muss

Wenn du dich einsam fühlst, dir aber soziale Kontakte zu anstrengend sind, versuche, mit deinen Freund:innen oder deiner Familie einen Mittelweg zu finden. Verabredet euch, aber unternehmt Dinge, bei denen keine Erwartungen an dich gerichtet sind. Geht ins Kino oder schaut zu Hause einen Film, fahrt zusammen Auto und hört dabei Musik oder beobachtet die Sterne am Nachthimmel. Dabei musst du nicht viel reden, kannst aber die Gemeinsamkeit und die Abwechslung spüren. Das Gleiche kann beim gemeinsamen Malen, Basteln oder Puzzeln geschehen. Bestimmt fallen euch noch weitere »stille« Aktivitäten ein.

Für den Fall, dass dir mal gar nicht nach Kontakten ist, kann eine vorformulierte Nachricht im Smartphone hilfreich sein. Diese kannst du bereits verfassen, wenn es dir gerade leichter fällt. Erkläre darin kurz, warum du Zeit für dich brauchst. So kannst du Missverständnissen vorbeugen. *Ein Beispiel:* »Mir geht es aktuell nicht gut. Die Energie fehlt und bereits kleine Dinge überfordern mich schnell. Ich brauche gerade ein wenig Zeit und Ruhe für mich. Das hat nichts mit dir zu tun. Ich achte gut auf mich. Mach dir bitte keine Sorgen.«

Übung 2: Identifiziere liebe Menschen, denen du wichtig bist

In einer Depression fällt es schwer, Beziehungen wahrzunehmen und richtig einzuschätzen. Erstelle deshalb einmal eine Übersicht über dein soziales Netz: Das kann dir helfen, die Überzeugung »Ich bin ganz allein« infrage zu stellen. Liste dafür zunächst alle Personen aus deinem Freundes- oder Bekanntenkreis auf. Das können deine engsten Kontakte, aber auch weniger enge Bekannte, Arbeitskolleg:innen oder Familienmitglieder sein.

Auf deine Liste kommen:

- alle Personen, von denen du das Geburtsdatum oder die Telefonnummer kennst.
- Menschen, mit denen du in den letzten vier Wochen gesprochen hast, sei es per Textnachricht, Sprachnachricht, Anruf oder bei einem Treffen.

- alle Personen, die dich in den letzten Wochen gedrückt, geküsst oder emotional berührt haben.
- alle Kontakte, die du nach längerer Zeit gerne einmal wiedersehen oder sprechen würdest.
- Menschen, die deiner Meinung nach traurig wären, wenn sie dich nicht mehr in ihrem Leben hätten.

Gehe anschließend alle Personen auf deiner Liste noch einmal durch und setze ein Sternchen hinter die Menschen, mit denen du zuletzt gerne Zeit verbracht hast oder die dir generell sympathisch sind. Konntest du ein paar Sternchen vergeben? Falls ja, lasse nun die letzten Tage, Wochen oder Monate Revue passieren und überlege, ob sich einige dieser Personen nach deinem Wohlergehen erkundigt haben.

Hat dich jemand gebeten, dich zu melden, wenn du Hilfe benötigst, oder selbst Unterstützung angeboten? Diese Hilfsangebote sind in der Regel ernst gemeint und dürfen von dir angenommen werden. Auch wenn es in einer Depression unglaublich schwerfällt, sich anderen Menschen zu öffnen, gib ihnen die Erlaubnis, sich um dich zu kümmern. Versuche, dein Erleben zu erklären, auch wenn sie es nicht in Gänze verstehen werden können. Einige Personen sind besonders gut darin, dich zu motivieren, andere können besonders gut praktische Unterstützung geben und wiederum andere sind gute Zuhörer. Nicht jede Person muss alles können. Spüre in dich hinein, was du gerade brauchst, und frage nach Unterstützung.

Übung 3: Finde Menschen, denen es so geht wie dir

Vielleicht gibt es gerade wirklich niemanden in deinem Leben, weil viele Kontakte durch die Erkrankung bereits abgebrochen sind oder es dir schon immer schwergefallen ist, Beziehungen aufzubauen. Das fühlt sich sicher sehr einsam an. Es gibt jedoch (leider) viele Menschen, die aktuell Ähnliches erleben wie du und nachvollziehen können, was du durchmachst. Der Austausch mit Betroffenen in einer Selbsthilfegruppe kann dir das Gefühl vermitteln, nicht allein zu sein. Zudem könnt ihr gegenseitig Trost, Halt und Unterstützung erfahren. Du erlebst, dass du nicht der einzige Mensch auf dieser Welt bist, dem es so geht wie dir. Selbsthilfegruppen für Menschen mit Depressionen gibt es online und in vielen großen Städten.

Eine Übersicht über Selbsthilfegruppen erhältst du auf den folgenden Webseiten:

- Für Deutschland: nakos.de
- Für Österreich: selbsthilfe.at
- Für die Schweiz: selbsthilfeschweiz.ch

Wenn du lieber keine Kontakte zu anderen Menschen mit Depressionen aufnehmen möchtest, dann kannst du auch in Vereinen, politischen Gruppen, Kursen der Volkshochschule, Sportgruppen, Kirchengemeinden oder bei ehrenamtlichen Tätigkeiten neue Kontakte knüpfen. Letztere können dir auch ein Gefühl, gebraucht zu werden, vermitteln und es erleichtern, dem Tag eine Struktur zu geben.

DRITTE LÜGE

»Du bist faul.«

WIE DIESE LÜGE AUCH KLINGEN KANN

»Schlafmütze.«

»Komm mal
in Gang.«

»Das kann doch nicht
so schwer sein.«

»Du musst es
nur wollen.«

»Selbst der faulste
Mensch der Welt schafft es,
aufzuräumen.«

Die Wahrheit sieht anders aus

Es ist normal, in einer Depression weniger zu schaffen als vor der Erkrankung. Du bist nicht faul. Du befindest dich im Überlebensmodus, für den all deine Energie gebraucht wird. Es wird nicht mehr so anstrengend sein, wenn es dir wieder etwas besser geht. Glaube daran.

Energiemangel hat nichts mit Faulheit zu tun

In einer Depression tust du manchmal Dinge, die wie Sorglosigkeit oder gar Faulheit wirken. Vielleicht schiebst du Tätigkeiten auf, die eigentlich dringend erledigt werden müssten, sagst Verabredungen ab, hast Schwierigkeiten, den Müll rauszubringen, Anrufe entgegenzunehmen, oder verbringst viel Zeit im Bett. Möglicherweise gibt es Tätigkeiten, die sich gerade nicht machbar anfühlen, die du aber früher mühelos erledigen konntest.

Wenn diese Dinge im Moment nicht mehr funktionieren, bedeutet es nicht, dass du faul bist. Die Depression macht alles schwerer. Sie deckt dich mit einer bleiernen Decke zu und lässt jede Bewegung, jeden Gedanken, jede Tätigkeit, ja, jeden Tag zu einem Kampf werden. Weniger Energie zur Verfügung zu haben bedeutet, dass alles in Zeitlupe abläuft. Du gehst, denkst und sprichst vielleicht sogar langsamer. Dieses Ausgelaugtsein, das Einfach-nicht-mehr-Können ist ein Symptom der Krankheit, und es ist nichts, woran du selbst schuld bist. Niemand in einer Depression wählt diese Dinge freiwillig.

Keine Energie zu haben oder sich überfordert zu fühlen, ist nicht dasselbe wie faul zu sein.

Was genau Menschen in einer Depression die Energie raubt, ist bis heute nicht eindeutig geklärt. Forscher:innen gehen unter anderem von neurobiologischen Veränderungen aus, die den Gehirnstoffwechsel sowie die körpereigene Energieproduktion aus dem Gleichgewicht bringen. Welche das genau sind, wird stetig diskutiert. Andere Energieräuber sind einfacher nachzuvollziehen. Beispielsweise die veränderte Schlafqualität. Obwohl du ausreichend lange Schlafzeit hast, gelangst du in keine Tiefschlafphasen mehr, wachst häufig auf oder kannst erst gar nicht einschlafen. Hinzu kommt der ständige Kampf des Körpers darum, trotz der Veränderungen weiter zu funktionieren. Außerdem kostet auch geistige Aktivität viel Energie. In einer Depression sind es vor allem immer wiederkehrende negative und pessimistische Gedanken, die einen Großteil des Tages einnehmen und zusätzlich für Erschöpfung sorgen können.

SOFORTHILFE BEI ANTRIEBSLOSIGKEIT

Das Tückische daran, einfach nicht die Energie aufbringen zu können, etwas zu tun, ist, dass es den Kreislauf aus Scham, Selbstvorwürfen und dem Gefühl, nichts mehr zu schaffen, weiter verstärkt. Denn wer sich kaum noch zu Unternehmungen aufraffen kann, erlebt immer weniger positive Momente. Irgendwann gibt es nichts mehr, für das es sich noch lohnen würde, das Bett zu verlassen oder die Antriebslosigkeit zu überwinden. Der Zustand verschlechtert sich weiter, bis am Ende gar nichts mehr geht.

Wenn du es schaffst, dich trotz der Antriebslosigkeit aufzuraffen, kannst du wieder angenehme Momente erleben und es können Gefühle von Kontrolle, Stolz und Selbstwirksamkeit entstehen. Dafür ist es jedoch essenziell, dass du selbst aktiv wirst und nicht liegen bleibst. Wenn du jetzt denkst, dass das leichter gesagt ist als getan, dann hast du definitiv recht. Es ist verdammt schwer. Doch es reicht, wenn du zu Beginn ganz kleine Schritte machst.

Übung 1: Verbinde die Pflicht mit etwas Genussvollem

Dies ist eine Empfehlung, die auch für Menschen geeignet ist, die zu Prokrastination, zum Aufschieben, neigen: Gestalte die Tätigkeiten, zu denen du dich schwer motivieren kannst, so angenehm wie möglich. Höre während des Hausputzes beispielsweise eine schöne Musik oder ein Hörbuch. Mache einen Spaziergang und rufe dabei deine:n Freund:in an oder verbinde deinen Weg mit einem Besuch in der nächsten Eisdiele. Lies ein paar

Seiten deines Buches im Café, während du deinen Lieblingskaffee genießt. Fallen dir noch weitere Ideen ein?

Übung 2: Integriere Bewegung in deinen Alltag

Körperliche Aktivität kann ein weiterer Baustein sein, um die Antriebslosigkeit zu überwinden, und hat sich vor allem bei leichten bis mittelschweren Depressionen als hilfreich erwiesen. Das klingt toll, fühlt sich aber gerade unmöglich für dich an? Vielleicht denkst du: »Wie soll ich an Sport denken, wenn ich noch nicht einmal Kraft habe, das Haus zu verlassen?« Das ist nachvollziehbar. Du musst jedoch keine Höchstleistung vollbringen. Ein kurzer Spaziergang um den Block, mit dem Fahrrad zum Einkaufen fahren oder eine 5-minütige Yoga-Session zu Hause können bereits ein guter Einstieg sein.

Übung 3: Mach es dir leichter, indem du Aufgaben in Teilaufgaben zerlegst

Eine große Hürde in der Umsetzung von Alltagstätigkeiten ist eine kognitive Denkverzerrung, die sich »Alles-oder-nichts-Denken« nennt. Stelle dir vor, dass du die Wäsche waschen musst. Allein der Gedanke daran kann in einer depressiven Phase zu einem großen Überforderungsgefühl führen. Deshalb fangen viele Betroffene gar nicht erst damit an. Wenn es dir auch so geht, überlege einmal, was der kleinste und einfachste Schritt sein kann, den du in Richtung der Aufgabe erledigen könntest. Wie wäre es damit?

Beispiel 1: Teilaufgaben fürs Wäsche waschen
Schritt 1: Einen Tag sammelst du die Kleidung ein.
Schritt 2: Am nächsten Tag wäschst du die Wäsche und hängst sie auf.
Schritt 3: Am dritten Tag legst du deine Kleidung zusammen und wieder in den Kleiderschrank – und fertig!

Beispiel 2: Teilaufgaben fürs Abwaschen
Schritt 1: Staple das dreckige Geschirr so, dass die Dinge oben liegen, die du am dringendsten brauchst.
Schritt 2: Spüle die wichtigsten Gegenstände ab.
Schritt 3: Verstaue das Geschirr nach dem Trocknen wieder im Schrank.
Schritt 4: Wiederhole die drei Schritte so lange, bis der gesamte Abwasch gemacht ist.

Klingt das ein wenig machbarer? Genau so lassen sich fast alle Tätigkeiten in kleine Schritte aufteilen. Lass dir dabei so viel Zeit, wie du brauchst. Aus der Depression kommst du in der Regel nur in kleinen Schritten heraus. Dabei macht jede vermeintliche Kleinigkeit einen großen Unterschied.

Übung 4: Komm in die Planung und schaffe Struktur

Ein Wochenplan kann dir helfen, Tagesstrukturen zu schaffen, aktiver zu sein und Fortschritte zu erkennen. Zudem kannst du die Überzeugung »Das schaffe ich nicht« selbst auf den Prüfstand stellen und dich im besten Fall vom Gegenteil überzeugen lassen. Wenn es noch nicht so weit ist, dann sage dir: »Das schaffe ich *noch* nicht« und versuche es in einer der nächsten Wochen wieder.

Den Plan anzufertigen, ist nicht schwer:
Schritt 1: Nimm dir ein Blatt Papier oder ein Notizbuch und liste alle Wochentage von Montag bis Sonntag nebeneinander auf.
Schritt 2: Trage für jeden Tag Aktivitäten ein, die du erledigen könntest. Sie sollten machbar und realistisch sein. Als Faustregel kannst du dir merken, dass die Aufgaben zu Beginn nicht mehr als 30 Minuten Zeit beanspruchen sollten. Das können vermeintlich einfache Dinge sein, wie den Tisch abwischen, eine Textnachricht zu beantworten oder ein Bad zu nehmen.
Hilfreich ist es auch, wenn du mit Tätigkeiten beginnst, die dir Freude bereiten. Dir fällt nichts ein? Das ist in einer depressiven Episode leider nicht ungewöhnlich. Überlege einmal, was dir früher Spaß gemacht hat, bevor die Depression in dein Leben kam. Oft sind dies gute Ansätze für Aktivitäten, die du mal wieder ausprobieren könntest.

Schritt 3: Versuche, die Tätigkeiten wie notiert auszuführen.

Falls du eine vorgesehene Tätigkeit nicht durchgeführt hast, plane sie für den nächsten Tag wieder ein. Schaffst du es nicht, eine Aufgabe in der Woche zu erledigen, dann ist sie womöglich zum jetzigen Zeitpunkt einfach noch zu schwer oder herausfordernd. Das ist kein Versagen. Nimm sie in einer der folgenden Wochen wieder mit auf. Vielleicht geht es dir dann anders damit. Wenn es noch nicht so weit ist, dann sage dir: »Das schaffe ich *noch* nicht«.

Hilfreiche App für deine Tagesplanung

Die Tagebuch-App »Daylio« ist im App-Store für Android und iOS als Basisversion kostenlos verfügbar. Dort kannst du mit wenigen Klicks deine Stimmung sowie Erfolge und Aktivitäten des Tages tracken und mithilfe der Statistiken schnell einen Überblick über deine Stimmung erhalten.

Sei geduldig mit dir, das hast du verdient!

Die Depression kann dir vielleicht einreden, dass die Aufgabe, die du erledigt hast, nicht der Rede wert ist oder von jedem »Idioten« hätte erledigt werden können. Würdest du das Gleiche denken, wenn du die Aufgabe mit einem gebrochenen Bein hättest bewältigen müssen? Auch einkaufen zu gehen, sich anzuziehen und den

Haushalt zu erledigen fällt mit einem gebrochenen Bein durchaus schwerer als sonst. Du hast zwar kein gebrochenes Bein, aber die Depression führt ebenfalls zu starken Einschränkungen und Belastungen.

Nur weil deine Erkrankung unsichtbar ist, heißt es nicht, dass sie nicht da ist.

Belohne dich nach jeder Tätigkeit, auch wenn sie noch so klein war. Füge auch Belohnungszeiten in deinen Wochenplan ein. Anerkennungen müssen nicht von materieller Natur sein, es können auch schöne Aktivitäten sein. Auch ein verbales Lob wie »Das habe ich gut gemacht.« kann als positive Verstärkung dienen. Wichtig ist dabei aber, dass du dich bewusst belohnst.

VIERTE LÜGE

»Dir wird es nie wieder besser gehen.«

WIE DIESE LÜGE AUCH KLINGEN KANN

»Niemand kann dir helfen.«

»Die Depression ist nicht heilbar.«

»Es wird für immer so bleiben.«

»Du kannst nichts tun.«

»Du hältst das nicht länger aus.«

Die Wahrheit sieht anders aus

Die Depression ist ein Tunnel und kein tiefes Loch. Du wirst nicht immer in dieser Dunkelheit bleiben. Du wirst wieder Licht sehen, auch wenn es sich gerade nicht danach anfühlen mag.

Deine Situation ist nicht hoffnungslos

In der Depression mangelt es an Hoffnung. Die Erkrankung raubt dir jegliche Erinnerungen an bessere Zeiten. In einer depressiven Episode denkst du, dass es dir niemals besser gehen wird. Die wenigen guten Momente werden sofort von grauen Wolken verhängt, die immer mehr Mutlosigkeit in dein Leben bringen. Die Depression lässt alles bedeutungslos und sinnlos erscheinen. Sie redet dir ein, dass das Leben unerträglich ist und bleiben wird. Doch auch wenn sich eine hellere Welt unerreichbar weit weg anfühlen sollte, wird es nicht auf ewig so bleiben. Die Depression ist kein Zustand, der dich für immer begleiten muss. Denn Hoffnungslosigkeit ist lediglich ein Symptom der Depression, genauso wie der Antriebsmangel oder die Interessenlosigkeit. Dass es sich nicht ändern wird, ist eine Lüge.

SOFORTHILFE BEI HOFFNUNGSLOSIGKEIT

Schon die Tatsache, dass du dieses Buch liest, zeigt mir, dass da noch Hoffnung in dir ist und du nicht aufgegeben hast. Versuche, von Tag zu Tag zu denken. Mit der richtigen Behandlung und einer großen Portion Geduld kannst du dich wieder besser fühlen. Das wird nicht von heute auf morgen gehen, da bin ich ehrlich. Manchmal dauert es Monate oder länger, aber eine depressive Episode verändert sich, sie bleibt nicht, wie sie einmal ist. Auch bei chronischen Depressionen, wenn die depressive Phase bereits länger als zwei Jahre andauert, lässt sich eine Symptomverbesserung erzielen. Lass dir von der Depression nicht einreden, dass du an deinem Zustand nichts ändern kannst.

Übung 1: Tue einen Moment lang so, als ob

Wenn Hoffnungslosigkeit den Alltag bestimmt, tendieren wir dazu, passiv zu bleiben, uns zurückzuziehen und gar nichts mehr zu versuchen. Dies bestätigt unsere Sicht, dass sich nichts verändert. Aber was würdest du denn machen, wenn du nicht so hoffnungslos wärst?

Schritt 1: Liste unter der Überschrift »Wenn ich nicht so hoffnungslos wäre, dann würde ich …« alles auf, was dir in den Sinn kommt, egal, ob es dir zum jetzigen Zeitpunkt realistisch erscheint oder nicht. Vielleicht würdest du dich deiner Freundin anvertrauen, einen Spaziergang machen, deine Medikamente regelmäßig einnehmen oder doch noch mal die Suche nach einem Therapieplatz angehen? Tue für einen Moment »so, als ob« und stelle dir das Gegenteil von dem vor, was du gerade fühlst.

Schritt 2: Kannst du etwas von der Liste ausprobieren? Bereits kleine Veränderungen können dir ein Gefühl von Kontrolle zurückgeben und der Hoffnungslosigkeit etwas entgegensetzen. Du weißt nicht, was passiert, wenn du etwas änderst. Aber du ahnst vielleicht, dass es eigentlich nur besser werden kann.

Übung 2: Versuche, das Leben als eine Folge von Veränderungen zu sehen: von nicht so guten, aber auch guten!

Oft entsteht in einer Depression das Gefühl, dass sich einfach nichts verändert oder verbessert, obwohl du dich doch bemühst und beispielsweise alles umsetzt, was du in der Therapie gelernt hast. Wenn es dir auch so geht, kann es helfen, deine Symptome, Gefühle und Erlebensweisen zu beobachten, indem du sie regelmäßig notierst. Du wirst dadurch erkennen, dass sich deine Stimmung durchaus je nach Tageszeit oder Tagesform ändert. Im Internet gibt es unter dem Stichwort »Symptom-Tracker« oder »Symptomtagebuch« viele Vorlagen, die du kostenfrei nutzen kannst.

Folgende Symptome lassen sich gut tracken

- Stimmung
- Antrieb
- Appetit
- Hoffnungslosigkeit
- Grübeln
- Motivation
- Entscheidungsschwierigkeiten
- Wertlosigkeit
- Freudlosigkeit
- Gleichgültigkeit/ innere Leere
- Schlaf
- Konzentrationsprobleme
- soziale Kontakte/ Verabredungen
- Suizidgedanken

Es gibt keinen Stillstand. Veränderungen geschehen grundsätzlich immer. Also sind immer auch positive Veränderungen möglich. Oft merken wir gar nicht, dass sich etwas verbessert hat. Es braucht auch keine große Portion Hoffnung für den Blick in die Zukunft. Manchmal reicht eine Neugier darauf, was noch kommen mag. Wie wirst du dich fühlen, wenn es dir wieder besser geht? Wie könnte dein Leben aussehen? Ist da möglicherweise ein kleiner Teil in dir auch gespannt darauf, was die Zukunft bringen könnte?

Kleine Veränderungen, die anzeigen, dass du auf einem guten Weg bist

- Die Spaziergänge sind länger geworden.
- Du schaffst es, länger unter Menschen »auszuhalten«, ohne dich zurückziehen zu wollen.
- Du weinst weniger oder kannst endlich wieder weinen.
- Du hast weniger Nebenwirkungen von Medikamenten.
- Du isst regelmäßige Mahlzeiten.
- Du nimmst das Telefon ab.
- Du entwickelst positive Pläne für die Zukunft.
- Deine Stimme ist kräftiger und lauter geworden.
- Du gehst oder stehst aufrechter.
- Du verstehst dich selbst besser.
- Du verurteilst dich weniger.
- Du hast deine Post geöffnet und sortiert.
- Du hast etwas gefunden, was dir gerade Spaß macht.

Übung 3: Gestalte deine Box der Hoffnung

Die Box der Hoffnung kann dir als Gedankenstütze dienen, wenn du wieder einmal hoffnungslos in die Zukunft blickst oder die Depression dir einredet, dass es nichts gibt, worauf es sich zu hoffen lohnt.

Du benötigst dazu einen Karton, einen Korb oder eine kleine Tasche, worin du alle Gegenstände sammelst, die dich daran erinnern, was dir in schweren Zeiten guttut, worauf du stolz bist oder wofür es sich lohnt, weiterzukämpfen. Das können Mut machende Liedtexte sein, Zitate, Fotos, Filme, Gebete, Gedichte, eine abgeschnittene Locke deines Kindes oder Haustiers, ein Lieblingsbuch, Postkarten von Urlaubsorten oder Orten, wo du gerne einmal hinreisen möchtest, Briefe von lieben Menschen, selbst gemalte Bilder, Zeugnisse, Urkunden oder andere Dinge, auf die du stolz bist. Deiner Kreativität sind keine Grenzen gesetzt. Verzweifle nicht, wenn du zu Beginn nur wenige Dinge findest, die du in deine Box legen kannst. Lass dir Zeit und fülle die Box nach und nach. In einer Depression ist es nicht einfach, hoffnungsvoll aufs Leben zu blicken. Es gibt keinen Schalter, den du einfach mal umlegen kannst. Vielleicht musst du das aber auch gar nicht.

FÜNFTE LÜGE

»Du bist nichts wert.«

WIE DIESE LÜGE AUCH KLINGEN KANN

»Du bist nicht okay,
so wie du bist.«

»Du bist nicht
liebenswert.«

»Du musst tun, was
andere von dir wollen.«

»Du kannst sowieso
nichts richtig machen.«

»Du bist eine riesengroße
Enttäuschung.«

Die Wahrheit sieht anders aus

Die Depression lässt dich fühlen, dass du klein und unbedeutend bist. Doch das bist du nicht. Du bist wertvoll. Immer. Auch an deinen schlechten Tagen. Möglicherweise kannst du dich in dieser Zeit nicht selbst lieben, aber du kannst lernen, dich wohlwollend anzunehmen.

Die Depression kann ein schlimmer Dieb sein

Die Depression raubt alles, was sie in die Finger bekommt. Sie stiehlt die Freude an Dingen, die dir einst Spaß gemacht haben. Sie entzieht dir die Kraft, die du benötigst, um im Alltag zu funktionieren oder um deine Ziele und Pläne zu verfolgen. Sie nimmt dir die Hoffnung, plündert deinen Freundeskreis und lässt dich mitunter ganz allein zurück.

Du musstest hilflos dabei zusehen, wie dir so viel genommen wurde. Kein Wunder also, dass dies jetzt auch dein Selbstwertgefühl schwinden lässt. In der Depression bist du davon überzeugt, dass es nichts an dir gibt, was noch einen Wert besitzt. Die Enttäuschung über den Verlust deiner Fähigkeiten wird zur Enttäuschung über dich selbst. Du weißt nicht mehr, wer du bist, was du kannst und was dich als Person ausmacht.

Die Depression redet dir ein, dass du es nicht verdienst zu schlafen, zu essen, zu atmen oder von anderen Menschen mit Liebe und Respekt behandelt zu werden. Doch das stimmt nicht. Das stimmt ganz und gar nicht.

Was die Depression dir nicht erzählt, ist, dass du ein wertvoller Mensch bist. Dein Wert definiert sich nicht durch deine Leistungen, dein Aussehen oder deine Entscheidungen. Kleine Kinder haben in der Regel noch nicht viel in ihrem Leben erreicht, und sie sind trotzdem wertvoll, oder nicht? Auch dein Wert ist nicht davon abhängig, wie du früher von anderen Menschen behandelst wurdest.

Du bist immer gleich viel wert

Dafür gibt es ein anschauliches Beispiel: Stelle dir einen 50-Euro-Geldschein vor. Wie viel ist dieser wert? Genau, 50 Euro. Nun stelle dir vor, dass du ihn zu Boden wirfst, auf ihm herumtrampelst und ihn danach aufhebst und zerknüllst. Wie viel ist der Schein nun wert? Richtig, immer noch 50 Euro. Ebenso verhält es sich mit deinem Wert, auch wenn du es gerade anders fühlst.

Das Selbstwertgefühl ist, wie der Name schon sagt, ein Gefühl, das beschreibt, wie wir uns subjektiv als Mensch sehen und bewerten. Natürlich können wir uns nicht völlig frei von äußeren Faktoren machen. Deshalb schwankt unser Selbstwertgefühl oft ein wenig. Beispielsweise, wenn der Selbstwert nach einer Trennung vorübergehend sinkt oder nach einer Beförderung im Job kurzfristig steigt.

Die folgende Liste zeigt eine Auswahl an Dingen, die nicht über deinen Wert als Mensch entscheiden.

Egal, wie sich diese Dinge verändern: Du bist immer gleich viel wert.

Dinge, von denen dein Wert nicht abhängig ist:

- von deinen Noten
- von deinem Job
- von der Meinung deiner Eltern über dich
- von der Meinung aller anderen Menschen
- von deinen Erfolgen oder Misserfolgen
- von der Bewältigung deiner To-do-Liste
- von der Anzahl deiner Follower
- von der Anzahl der Likes
- von deinem Geschlecht
- von der Anzahl der Überstunden
- von deiner Herkunft
- davon, Kinder zu haben oder nicht
- von der Anzahl deiner Freund:innen
- von deinem Beziehungsstatus
- von der Menge an Geld auf deinem Konto
- von deinen Vorlieben
- von deinem Alter
- von deinem Körpergewicht

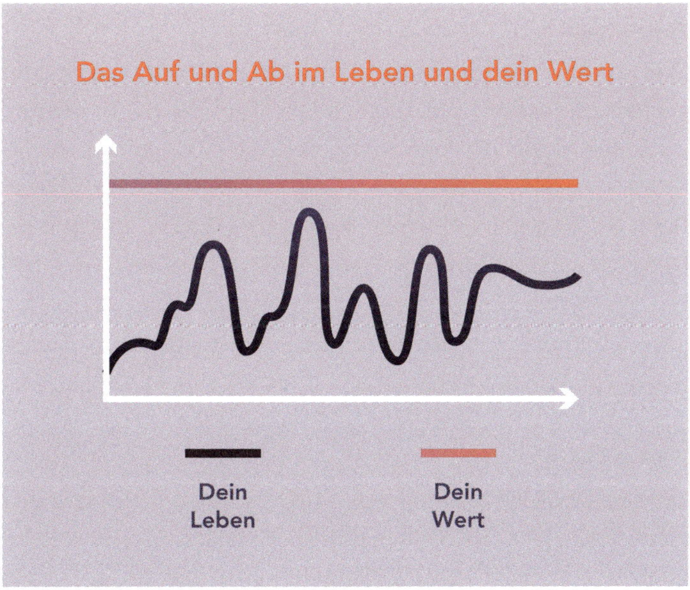

Wie unser Selbstwertgefühl entsteht

Bindung, Kompetenz und Selbstbestimmung sind drei Grundbedürfnisse, deren Erfüllung oder Nichterfüllung unseren Selbstwert maßgeblich prägen. Dazu tragen sowohl Erfahrungen in der Kindheit als auch im Erwachsenenleben bei. Diese Zusammenhänge zu verstehen kann dir helfen, die Ursachen für dein Erleben zu begreifen und gleichzeitig ein wenig mitfühlender mit dir selbst umzugehen. Und du kannst der Depression dieses Verstehen entgegensetzen, wenn sie versucht, dir Minderwertigkeitsgefühle einzureden.

Bindung

Wir kommen schutz- und hilflos zur Welt und benötigen Bezugspersonen, die unsere Bedürfnisse nach Schutz, Zugehörigkeit, Anerkennung, Wertschätzung und Liebe erfüllen. Erleben wir stattdessen viel Ablehnung, Desinteresse, Vernachlässigung oder gar Gewalt, lernen wir, dass wir nicht liebens-, lebens- oder schützenswert sind. Ein frühes negatives Selbstbild kann durch spätere Krisen oder Enttäuschungen wieder aktiviert und unbewusst bestätigt werden.

Kompetenz

Sich kompetent zu fühlen ist ein Grundbedürfnis, das uns dazu motiviert, neue Fähig- und Fertigkeiten im Leben zu entwickeln. Schon als Kleinkind sind wir darauf angewiesen, krabbeln, sprechen und laufen zu lernen. Die Aneignung neuer Fähigkeiten erfüllt uns mit Stolz, Selbstwirksamkeit und dem Gefühl, sich auf die eigenen Fähigkeiten verlassen zu können. Übertrieben hohe Anforderungen, Überbehütung oder häufiges Scheitern können mit der Zeit zu der Überzeugung führen, nicht gut genug zu sein.

Selbstbestimmung

Wir alle wollen über unser eigenes Leben und Schicksal verfügen. Werden wir in unserer Selbstbestimmung gehindert, dann entsteht ein Gefühl der Hilflosigkeit oder gar des Kontrollverlustes. Erfahrungen dieser Art können beispielsweise durch missbräuchliche Eltern, starken Zwang oder übertriebene Regeln in der Kindheit entstehen.

Um das Gefühl von Minderwertigkeit zu umgehen, entwickeln wir meist unbewusst verschiedene Bewältigungsstrategien, die sich langfristig ungünstig auf unseren Selbstwert auswirken können. Beispielsweise versuchen wir, unseren Selbstwert zu stabilisieren, indem wir uns über andere Menschen erhöhen, Bewertungssituationen vermeiden oder innerlich aufgeben und uns nur noch anderen Menschen unterordnen. Hilfreicher ist es, wenn du lernst, dich von den Vorstellungen anderer Personen zu lösen und eine wohlwollende Haltung dir selbst gegenüber einzunehmen.

SOFORTHILFE BEI MINDERWERTIGKEITSGEFÜHLEN

Es liegt immer bei dir selbst, ob du anderen oder der Lüge der Depression glaubst, wenn sie behaupten, dass du minderwertig bist. Du allein erteilst die Erlaubnis oder eben auch nicht. Das klingt einfach, ist es aber für viele Menschen nicht. Die folgende Übung kann dich bei der Abgrenzung unterstützen.

Übung 1: Ziehe einen unsichtbaren Schutzmantel an

Während du nicht kontrollieren kannst, wie andere Menschen mit dir umgehen, kannst du kontrollieren, welche Dinge du von außen an dich heranlässt. Ich weiß, dass dies in einer depressiven Episode besonders schwer ist. Deine Haut ist sowieso schon dünn und jede vermeintliche Kritik trifft dich direkt ins Herz. Die Schutzmantel-Übung ist daher eine meiner liebsten Visualisierungsübungen (Dehner-Rau, C., Reddemann, L., 2010).

Stelle dir dafür vor, dass du einen unsichtbaren Schutzmantel anziehst, bevor du das Haus verlässt oder bevor du in Situationen gehst, in denen du diesen gebrauchen könntest. Der Schutzmantel hat die Funktion, nur Wohltuendes an dich heranzulassen und alles Negative abprallen zu lassen. Schließe einmal die Augen und stelle dir vor, wie dein Schutzmantel aussehen könnte:

- Aus welchem Stoff ist er gemacht?
- Welche Farbe hat er?
- Ist er schwer und fest oder leicht und geschmeidig?

Nun stelle dir vor, wie du deinen Schutzmantel anziehst und ihn vor deinem Herzen fest verschließt:

- Wie fühlt sich das an?
- Merkst du, dass sich etwas verändert hat?
- Wenn du kannst, formuliere einen passenden Satz dazu. Etwa »Ich bin in geschützt«, oder »Mir kann nichts passieren.«

Dein Schutzmantel steht dir ab sofort in schwierigen Situationen zur Verfügung. Du kannst ihn jederzeit herausholen und danach wieder sicher verstauen.

Übung 2: Du bist voller Wert(e)

Wenn du tief in der Depression steckst, kann es schwer sein, sich als wertvoll zu empfinden. Doch statt dich mit der Frage zu quälen, ob du ein wertvoller Mensch bist, kannst du einmal ganz neutral überlegen, welche deine Werte sind und was dich als Person ausmacht. Das Bewusstsein über deine Werte kann dich darin unterstützen, Entscheidungen zu treffen, Grenzen zu setzen oder deine Bedürfnisse und Meinungen zu vertreten. Um wertvoll, voller Werte, zu sein, musst du dich also gar nicht bewerten. Es geht eher darum, dass du nach deinen individuellen Vorstellungen lebst und dich für deine persönlichen Werte einsetzt. Werte sind dabei keine Ziele, die du erreichen musst. Vielmehr stellen sie eine Orientierung dar, an der du dich selbst und dein Leben ausrichten kannst.

Das kannst du tun: Nimm dir 10 bis 15 Minuten Zeit und erstelle eine Liste mit deinen Werten. Achte darauf, dass die Werte wirklich deine eigenen sind und sich nicht an den Erwartungen anderer Menschen orientieren. Du kannst dich immer fragen, ob du den Wert auch aufschreiben würdest, wenn es niemand an dir bemerken würde.

Diese Fragen können dabei helfen:

- Was sind deine Überzeugungen?
- Wonach strebst du?
- Was ist dir wichtig im Leben und was wünschst du dir für dich und für deine Mitmenschen?
- Wonach triffst du in der Regel deine Entscheidungen?

Das können persönliche Werte sein

Oft fällt es gar nicht so leicht, die eigenen Werte zu benennen. Darum habe ich einige Beispiele in der folgenden Liste für dich aufgeführt. Du kannst sie durchgehen und entscheiden, welche Werte auf dich zutreffen und welche nicht. Vielleicht fallen dir dann auch weitere Werte ein.

Geduld, Gelassenheit, Ordnung, Großzügigkeit, Dankbarkeit, Mut, Zuversicht, Spaß, Neugierde, Vertrauen, Weisheit, Freiheit, Sauberkeit, Zuverlässigkeit, Fantasie, Selbstbestimmung, Ehrlichkeit, Andersartigkeit, Spontanität, Hilfsbereitschaft, Disziplin, Zusammenhalt, Wissen, Empathie, Toleranz, Frieden, Sicherheit, Pünktlichkeit, Harmonie, Nachhaltigkeit, Kreativität, Zuneigung, Sympathie, Transparenz, Tradition, Treue, Beharrlichkeit, Authentizität, Sparsamkeit, Gerechtigkeit, Beliebtheit etc.

Übung 3: Rede liebevoll mit dir selbst

Schritt 1: Überlege einmal, wie du im Alltag, etwa nach Missgeschicken, Erfolgen oder Fehlern, mit dir selbst redest und wie du im Vergleich dazu mit geliebten Menschen umgehst. Nimm dir ein wenig Zeit dafür, erinnere dich an konkrete Situationen und die Gespräche und Selbstgespräche.

Schritt 2: Was fällt dir auf? Wahrscheinlich gehst du mit dir selbst viel härter ins Gericht als mit deinen Mitmenschen, oder? Würden wir mit unseren Freund:innen oder Familienmitgliedern so sprechen wie mit uns selbst, dann wären wir bestimmt schon lange allein. Sie würden nichts mehr mit uns zu tun haben wollen. Sie wären vermutlich verletzt und würden sich ungerecht behandelt fühlen.

Warum können so viele Menschen empathisch und wertschätzend mit ihrem Umfeld umgehen, aber nicht mit sich selbst? Das hat oft mit Erfahrungen zu tun, die wir im Laufe unseres Lebens mit unseren Bezugspersonen gemacht haben. Unbewusst übernehmen wir Umgangsformen aus unserer Kindheit, etwa die strenge Stimme der Mutter oder die abwertenden Kommentare der Mitschüler:innen, und gehen dann später selbst genauso abschätzig, demütigend oder unbarmherzig mit uns um, wie es damals andere getan haben. Eigentlich ganz schön unfair, oder nicht?

Schritt 3: Trainiere einen liebevolleren Umgang mit dir selbst. Es ist ein bisschen wie eine neue Sprache zu lernen. Versuche, von anderen zu lernen, wenn sie wertschätzend mit dir sprechen. Hat sich das gerade gut angefühlt? Ja? Dann fange an, diese neuen Vokabeln in deinen Selbstgesprächen zu verwenden. Du wirst sehen, je häufiger du sie selbst nutzt, desto leichter wird es dir fallen.

Einen selbstmitfühlenderen Umgang kannst du auch trainieren, indem du immer wieder versuchst, die Perspektive zu wechseln. Beobachte in der nächsten Woche einmal, wie du mit dir selbst sprichst. Versuche, die negativen Selbstgespräche zu erkennen und in eine freundlichere und wertschätzende Sprache zu ändern. Du kannst dich immer fragen: Was würdest du in deiner Situation zu einem/einer Freund:in oder deinem/deiner Partner:in sagen? Was würdest du zu einem Kind sagen? Was würdest du zu einer an Depression erkrankten Person sagen, der es gerade ähnlich geht wie dir? So fallen dir wohltuende Formulierungen ein, die du nun auch dir selbst gegenüber oft nutzen kannst.

»Für heute habe ich genug geschafft. Ich darf mich ausruhen. Morgen ist auch noch ein Tag.«

SECHSTE LÜGE

»Das Leben zu beenden wäre eine Lösung.«

WIE DIESE LÜGE AUCH KLINGEN KANN

»Du hast es nicht verdient,
glücklich zu sein.«

»Es gibt keinen
Ausweg mehr.«

»Es gibt niemanden,
der dir helfen kann.«

»Die anderen sind besser
dran ohne dich.«

»Das Leben
ist sinnlos.«

Die Wahrheit sieht anders aus

Suizidgedanken können beängstigend, verwirrend und isolierend sein. Sie können sich jedoch wieder verändern, wenn du dich anderen anvertraust und Hilfe annimmst. Du musst diese Last nicht allein tragen.

Die Depression kann lebensmüde machen

Die Depression verengt deinen Blick und kann im schlimmsten Fall zu quälenden Suizidgedanken führen. Diese können große Angst machen und gleichzeitig überaus kräfteraubend sein. Du entdeckst immer wieder Gründe, warum du es nicht wert bist, am Leben zu bleiben. Du kannst nicht mehr schlafen, nicht mehr essen, und es fällt dir schwer, zu glauben, dass dieses Gefühl einmal wieder besser werden kann.

Möglicherweise redet die Depression dir zusätzlich auch noch ein, dass du dich schämen solltest, solche Gedanken zu haben, dass mit dir etwas nicht stimmt oder dass du jetzt vollkommen »verrückt« geworden bist. Die Depression versucht, dir weiszumachen, dass die lebensmüden Gedanken der endgültige Beweis dafür sind, dass du schwach und einfach zu sensibel für diese Welt bist. Sie versucht, dir einzutrichtern, dass es anderen Menschen viel schlechter geht und diese, im Gegensatz zu dir, mit ihren Problemen zurechtkommen. Die Depression liegt mit all dem vollkommen falsch.

Wahr ist: Du bist nicht empfindlich, du bist nicht schwach. Du warst nur zu lange stark.

Suizidgedanken entstehen immer dann, wenn der emotionale Schmerz größer ist, als die von dir wahrgenommenen eigenen Ressourcen, damit umgehen zu können. Hilfreich könnten Energieressourcen, Verbindungen zu tieferen Beziehungen oder sinnstiftenden Tätigkeiten im Leben sein – aber in solchen Momenten scheint es dir, als würdest du sie überhaupt nicht haben. Die Ressourcen fehlen dir, du kannst sie nicht mehr sehen. Wenn der Schmerz so groß ist, dass er alles andere überdeckt, dann ist es erst mal ganz verständlich, diesem Erleben irgendwie entkommen zu wollen. Wenn dann keine Lösungswege erkennbar werden, erscheint der Suizid als einzig möglicher Ausweg, als einziger Weg, die Qualen zu beenden. Mit diesem Gedanken bist du nicht allein.

In Wirklichkeit bringt dir der Suizid jedoch keine Lösung für deine Probleme, sondern verhindert alle möglichen Lösungswege. Es ist, als würdest du ein renovierungsbedürftiges Haus ganz abreißen, statt einzelne Bereiche auszubessern.

Suizidgedanken können ganz unterschiedlich sein – und sich also auch wieder verändern

Suizidgedanken bedeuten nicht automatisch, dass du dir das Leben nehmen willst oder wirst. Vielleicht willst du nicht sterben, aber so, wie es gerade ist, auch nicht mehr leben? Wenn du jetzt mit dem Kopf nickst, dann bist du von sogenannten passiven Suizidgedanken betroffen. Sie bedeuten im Vergleich zu aktiven Suizidgedanken nicht, dass du konkrete Absichten verfolgst. Aber sie drücken eine Sehnsucht nach einer Pause vom Leben aus und sollten genauso ernst genommen werden.

Suizidgedanken können sich verändern

Suizidgedanken können wenige Sekunden andauern, immer mal wieder auftauchen oder aber über einen längeren Zeitraum konstant da sein. Passive und aktive Suizidgedanken können sich auch abwechseln, je nachdem, mit welchen Belastungen du gerade zu kämpfen hast.

SOFORTHILFE BEI SUIZIDGEDANKEN

Auch wenn du das gerade nicht glauben kannst, diese Gedanken und Gefühle können sich wieder verändern. Das Wichtigste bei Suizidgedanken ist, dass du nicht länger allein damit bleibst. Es zum ersten Mal auszusprechen, kann erleichternd und befreiend sein.

Bitte beachte: Wenn deine Suizidgedanken ganz besonders dringlich sind und du ihnen nichts mehr entgegensetzen kannst, dann rufe den Notarzt (112) oder fahre zur nächsten psychiatrischen Notaufnahme in die Klinik.

Übung 1: Wie du nach Hilfe fragst

Bevor du das Gespräch mit jemandem suchst, dem du dich anvertrauen möchtest, solltest du ein paar Dinge beachten: Stelle sicher, dass ausreichend Zeit zur Verfügung steht. Ein so wichtiges Gespräch sollte nicht innerhalb von zehn Minuten zwischen Tür und Angel stattfinden. Besser ist es, das Treffen ein wenig vorzubereiten. Du kannst vorab fragen, wann die Person Zeit für dich hat. Überlege, an welchem Ort es dir am ehesten möglich sein wird, dich zu öffnen. An öffentlichen Orten kann es schwerfallen, sich zu offenbaren, insbesondere weil andere mithören könnten oder es dir unangenehm werden könnte, wenn Tränen fließen sollten. Einigen Betroffenen fällt es leichter, bei einem Spaziergang im Gehen über belastende Themen zu sprechen. Möglicherweise fühlst du dich aber auch in deinem Zuhause am sichersten.

Manchmal ist es schwer, die passenden Worte zu finden, wenn du dich zum ersten Mal jemandem offenbarst. Hier sind einige Vorschläge, wie du ein Gespräch einleiten kannst:

Mir geht es gerade nicht gut. Mir macht vieles Sorgen, und ich würde gerne einmal mit dir darüber sprechen.

Ich fühle mich in letzter Zeit ziemlich verzweifelt und weiß nicht so richtig, was mit mir los ist. Einige Gedanken machen mir zudem große Angst. Hast du in den nächsten Tagen mal Zeit für mich?

Ich würde gerne mit dir über ein Thema sprechen, das mich sehr belastet. Es ist für mich nicht einfach, darüber zu sprechen, aber ich glaube, es könnte mir guttun. Könnten wir uns zu einem Spaziergang treffen?

Während des Gesprächs ist es hilfreich, wenn du konkreter wirst und die Suizidgedanken als solche benennst, anstatt es bei Andeutungen zu belassen.

Ich habe in letzter Zeit immer wieder Phasen, in denen ich mir wünsche, nicht mehr am Leben zu sein. Das macht mir große Angst.

Eigentlich möchte ich mir nicht das Leben nehmen, aber ich kann auch nichts gegen diese Gedanken tun. Sie drängen sich immer wieder auf. Das ist gerade einfach viel für mich.

Ich denke ständig daran, mir etwas anzutun. Ich habe Angst, dass ich es irgendwann wirklich tun könnte.

Im Idealfall triffst du auf Verständnis bei deinem Gegenüber und erfährst Zuwendung und Entlastung. Für Außenstehende können die Informationen im ersten Moment auch überfordernd sein. Sie können ganz unterschiedlich reagieren: Manche schweigen, weil sie nicht wissen, was sie sagen sollen. Andere fangen selbst an, zu weinen, stehen unter Schock. Und wieder andere versuchen aus einem Gefühl der Hilflosigkeit, möglichst viele Rat- und Lösungsvorschläge zu liefern. Versuche, dies zunächst als ganz menschliche Reaktion zu akzeptieren.

Du kannst versichern, dass du gerade gar keine Lösung erwartest, sondern einfach in den Arm genommen werden möchtest oder nicht mehr allein mit diesen Gedanken sein magst. Deine Grenzen hinsichtlich Nähe und Distanz sollte die andere Person in jedem Fall akzeptieren. Wenn du auf Unverständnis stößt, gib nicht auf und wende dich an eine andere Person. Bleibe mit deinem Schmerz nicht allein.

An wen du dich im Notfall immer wenden kannst
Die Telefonseelsorge Deutschland ist 24 Stunden an 365 Tagen erreichbar und berät per Telefon unter 0800 1110111 sowie 0800 1110222 oder per Mail und Chat unter: online.telefonseelsorge.de

Die Telefonseelsorge Österreich bietet ebenfalls rund um die Uhr eine Soforthilfe. Du erreichst sie unter der Telefonnummer 142 oder per Chat sowie per Mail unter: telefonseelsorge.at

In der Schweiz kann man sich jederzeit an die Schweizer Telefonseelsorge unter der Telefonnummer 143 wenden. Eine anonyme Chat- oder Mailberatung gibt es unter: 143.ch

Übung 2: Begib dich auf kleine Achtsamkeitsinseln

Wenn du lebensmüde Gedanken hast, ist es nicht realistisch, zu erwarten, dass du dich mithilfe einer Selbsthilfeübung auf einmal wieder glücklich und hoffnungsvoll fühlen wirst. Dafür braucht es eine professionelle Therapie und Behandlung. Viele Menschen mit Depressionen befinden sich jedoch mit ihren Gedanken fast immer entweder in der Vergangenheit oder in der Zukunft, die als hoffnungslos erlebt wird. In solchen Momenten kannst du die folgenden Achtsamkeitsübungen ausprobieren.

Damit kannst du den Fokus auf den gegenwärtigen Moment legen, ohne diesen zu bewerten, und so kleine emotionale Auszeiten für dich schaffen.

Bei allen Achtsamkeitsübungen gilt: Es ist nicht schlimm, wenn du abschweifst und Gedanken auftauchen. Nimm sie einfach wahr, lass sie ziehen und versuche, mit deiner Aufmerksamkeit zurück zu deiner Tätigkeit zu kommen.

Musik: Mache dir eine schöne Musik an. Wähle idealerweise ein Lied ohne Text und konzentriere dich nur auf das, was du hörst. Welche Musikinstrumente hörst du? Wie verändern sich die Töne oder die Melodie?

Duschen: Für die Achtsamkeitspraxis musst du dir nicht immer extra Zeit nehmen. Du kannst sie auch gut in den Alltag integrieren, beispielsweise beim Duschen: Achte darauf, wie sich das warme Wasser auf der Haut anfühlt, nimm den Duft des Duschgels bewusst wahr oder spüre, wie sich die Temperatur und der Wasserdruck anfühlen.

Kreativität: Malen, Basteln, Kochen, Töpfern, Musizieren – das sind alles Aktivitäten, bei denen du den Prozess des Machens achtsam wahrnehmen kannst. Lass dich von deiner inneren Stimme leiten. Es kommt hierbei nicht auf die Qualität des Ergebnisses an, sondern darauf, deine Aufmerksamkeit allein auf den gegenwärtigen Moment zu richten.

Nahrung: Essen und Trinken kann ebenfalls achtsam geschehen. Mache dir beispielsweise einen warmen Tee und nimm den Duft wahr, fühle bewusst die warme Tasse in deiner Hand. Oder lass ein Stückchen Schokolade im Mund zerschmelzen und achte bewusst auf das Geschehen: Was schmeckst du? Wie verändert sich die Konsistenz?

Übung 3: Schöpfe Zuversicht durch vergangene Erfolge

Die Fähigkeit, Probleme zu lösen, ist in einer Depression häufig beeinträchtigt. Wenn Suizidgedanken vorhanden sind, fällt dies oft noch schwerer. Es sieht dann so aus, als gäbe es keinen Ausweg aus dem schmerzhaften und dunklen Tunnel. Doch wie war das in der Vergangenheit bei dir? Indem du zurückschaust, kannst du erkennen, dass es schon einmal anders war und wieder werden kann.

Schritt 1: Überlege, welche Situationen du bereits überstanden hast, in denen du dich schwach, hoffnungslos oder handlungsunfähig gefühlt hast.

Schritt 2: Erinnere dich: Was war das für eine Situation? Wie hast du sie gemeistert? Welche Fähigkeiten hast du dafür eingesetzt? Welche äußeren Ressourcen wie beispielsweise Freund:innen, Familie, ärztliche/psychologische Hilfe und welche inneren Ressourcen wie Humor, Kreativität, die Fähigkeit, loszulassen, Mut, Durchhaltevermögen, Kampfgeist standen dir zur Verfügung?

Schritt 3: Schreibe diese Erkenntnisse auf und halte dich an ihnen fest. Nimm sie mit, innerlich und äußerlich. Führe dir damit immer wieder vor Augen: Du kannst das durchstehen. Du hast es schon einmal geschafft. Es mag sich unmöglich anfühlen, aber du bist viel stärker, als du gerade glaubst.

SIEBTE LÜGE

»Du hast keine Hilfe verdient.«

WIE DIESE LÜGE AUCH KLINGEN KANN

»Anderen geht es schlechter als dir.«

»Um Hilfe zu fragen, ist ein Zeichen von Schwäche.«

»Therapeut:innen werden dich wegschicken.«

»Du bist zu empfindlich für diese Welt.«

»Du solltest dir allein helfen können.«

Die Wahrheit sieht anders aus

Jeder Mensch erlebt Phasen im Leben, in denen er Unterstützung und Hilfe von anderen Personen benötigt. Das macht dich nicht schwach, sondern schlichtweg menschlich. Du musst diesen Weg nicht allein gehen. Du hast Hilfe verdient.

Die Depression wird dir einreden, dass dir keine Hilfe zusteht

Die Depression wird versuchen, dir die Schuld an deinem Zustand zu geben, und dir deshalb Anspruch auf Hilfe abzusprechen. Aber du bist nicht schuld daran. Und ohnehin ist es – völlig unabhängig von irgendeiner Schuldfrage – für jede und jeden vollkommen in Ordnung, Hilfe anzunehmen.

Du hast verdient, dass es dir besser geht. Möglicherweise hast du das Gefühl, dass du schwach bist, wenn du nach Hilfe fragst, oder die Depression behauptet, dass du dir selbst helfen können solltest. Die effektivste Art, dir selbst zu helfen, liegt jedoch darin, Ressourcen zu nutzen, die dir zur Verfügung stehen. Wir Menschen brauchen andere Menschen, um durch schwierige Zeiten zu navigieren. Bei psychischen Erkrankungen sind dies unter anderem Ärzt:innen, Psychotherapeut:innen oder Psychiater:innen, die für die Behandlung der Erkrankung ausgebildet sind. Zusätzlich können Angehörige unterstützen, motivieren oder Trost spenden.

Nach Hilfe zu fragen, ist kein Zeichen von Schwäche
Im Gegenteil, es erfordert eine Menge Mut und Stärke. Falls dir die Depression einredet, dass du jemand anderem einen Psychotherapieplatz »wegnimmst« sobald du dich darum bemühst, lass dich davon nicht beirren. Du musst nicht erst am Boden liegen, damit du Hilfe verdient hast. Ob dir eine Psychotherapie bei deinen Belastungen helfen kann, wird in der psychotherapeutischen Sprechstunde abgeklärt. Das musst du nicht allein entscheiden.

SOFORTHILFE BEI DER SUCHE NACH UNTERSTÜTZUNG

Wenn du dir wegen einer psychischen Belastung oder Erkrankung fachlichen Rat holen oder dich behandeln lassen möchtest, gibt es verschiedene Ansprechpartner:innen. Psychiater:innen, Psycholog:innen, Psychologische Psychotherapeut:innen beschäftigen sich alle mit seelischen Belastungen und psychischen Erkrankungen, haben jedoch aufgrund ihrer Ausbildung unterschiedliche Aufgabengebiete und Befugnisse. Zu Beginn kann es schwer sein zu verstehen, wer was macht. Kein Wunder, schließlich hören sich die Berufe ähnlich an. Deshalb gebe ich dir hier eine kurze Übersicht über die Aufgaben und Hilfsmöglichkeiten, die du von den verschiedenen Berufsgruppen erwarten kannst.

Die folgenden Erklärungen beziehen sich auf Deutschland. Mehr Informationen zur Therapieplatzsuche in Österreich und Schweiz findest du hier: erklaerungsnot.org/beratungsstellen-oesterreich-schweiz

Psychiater:innen

Psychiater:innen haben Medizin studiert und danach eine mehrjährige Facharztausbildung absolviert. Sie dürfen Medikamente verschreiben. Sofern Psychiater:innen den Abschluss »Facharzt oder Fachärztin Psychiatrie und Psychotherapie« erworben haben, dürfen sie sich »Ärztliche Psychotherapeut:innen« nennen und Psychotherapie anbieten.

Psycholog:innen

Psycholog:innen haben Psychologie auf Diplom (altes System) oder als Bachelor und Master studiert. In Deutschland darf erst nach dem Masterabschluss die Berufsbezeichnung »Psycholog:in« getragen werden. Psycholog:innen sind in verschiedenen Berufen tätig, etwa in der Beratung, beim psychologischen Dienst, im Personalwesen oder in der Forschung. Sie dürfen ohne Weiterbildung keine Psychotherapie oder andere Heilbehandlungen durchführen, dich also nicht behandeln.

Psychologische Psychotherapeut:innen

Die Berufsbezeichnung »Psychologische:r Psychotherapeut:in« ist in Deutschland geschützt und darf von Personen getragen werden, die Psychologie (M. Sc.) studiert und anschließend eine drei- bis fünfjährige staatlich geregelte Weiterbildung durchlaufen haben, die mit der Approbation als Psychologische:r Psychotherapeut:in abschließt. Danach dürfen sie psychotherapeutische Gespräche als Heilbehandlung für Erwachsene oder Kinder und Jugendliche anbieten.

Hausärzt:innen

Haus- oder Allgemeinärzt:innen können eine erste Anlaufstelle sein, wenn du dich psychisch belastet fühlst. Oft besteht bereits ein langjähriges Vertrauensverhältnis, das es erleichtert, sich zu öffnen. Kommt ein:e Patient:in mit psychisch bedingten Beschwerden in die Praxis, kann die Ärztin oder der Arzt eine psychiatrische oder psychotherapeutische Weiterbehandlung empfehlen.

Heilpraktiker:innen für Psychotherapie

Wegen der langen Wartezeiten auf einen Psychotherapieplatz erscheinen Heilpraktiker:innen für Psychotherapie oft als Alternative. Für den »kleinen Heilpraktikerschein« sind unter anderem diese formalen Voraussetzungen zu erfüllen: ein Mindestalter von 25 Jahren, ein polizeiliches Führungszeugnis sowie das Bestehen einer Prüfung, die vom Gesundheitsamt durchgeführt wird. Wenn du dich an eine:n Heilpraktiker:in für Psychotherapie wendest, dann achte unbedingt darauf, dass langjährige Erfahrung in der Behandlung von Depressionen und entsprechende

Zusatzausbildungen vorhanden sind. Die Kosten für die Behandlung werden nicht von gesetzlichen Krankenkassen erstattet. Bei schweren Depressionen würde ich von einer Behandlung bei einem oder einer Heilpraktiker:in immer abraten.

Psychosoziale Beratungsstellen

Psychosoziale Beratungsstellen gibt es in fast jeder größeren Stadt. Häufig gehören sie Vereinen, kirchlichen Trägern, Wohlfahrtsstätten oder der Stadt an. Die Mitarbeiter:innen beraten Betroffene und Angehörige bei psychosozialen Belastungen oder Fragen zum Umgang mit psychischen Erkrankungen – meistens kostenlos.

Eine Übersicht über verschiedene psychosoziale Beratungsstellen findest du hier:

- In Deutschland: deutsche-depressionshilfe.de
- In der Schweiz: sgfb.ch
- In Österreich: promenteaustria.at/de/home

Schritt-für-Schritt-Anleitung für die Therapieplatzsuche

Die Suche nach einem Psychotherapieplatz kann langwierig und zermürbend sein. Nach einer Auswertung unter 300 000 Versicherten der Bundespsychotherapeutenkammer (BptK) warteten im Jahr 2019 etwa 40 Prozent der Patient:innen mindestens drei bis neun Monate, bis ihnen ein Psychotherapieplatz angeboten wurde. Doch lass dich von langen Wartezeiten bitte nicht entmutigen. Geh am besten in diesen Schritten vor:

Schritt 1: Die psychotherapeutische Sprechstunde – Der Erstkontakt

Sofern du nicht schon in der Vergangenheit wegen einer psychischen Erkrankung stationär oder ambulant behandelt wurdest, muss zuerst – also tatsächlich, bevor du mit der Suche beginnst – geklärt werden, ob du eine ambulante Psychotherapie benötigst beziehungsweise welches Psychotherapieverfahren dir bei deinen Beschwerden helfen kann. Dafür gibt es in Deutschland seit dem 01. April 2018 die sogenannte psychotherapeutische Sprechstunde. Diese ist für gesetzlich Versicherte verpflichtend, bevor du eine ambulante Psychotherapie beginnst, die von der Krankenkasse erstattet werden soll.

Was in der ersten Sprechstunde geklärt werden soll:

- Liegt eine psychische Erkrankung vor, die behandlungsbedürftig ist?
- Erscheint eine Psychotherapie bei deinen Belastungen hilfreich?
- Welche Form der Behandlung ist ratsam (Einzeltherapie, Gruppentherapie, Akutbehandlung)?
- Sind eventuell andere Hilfsmöglichkeiten geeigneter (präventive Maßnahmen wie Coaching oder Beratung

oder eine stationäre Behandlung in einer Psychiatrie oder Rehaklinik)?

Um einen Termin für eine Sprechstunde zu bekommen, kannst du selbst bei Psychotherapeut:innen in deiner Nähe anrufen. Eine Überweisung von einem Arzt oder einer Ärztin brauchst du dafür nicht. Schaue dabei am besten vorher im Internet nach der Telefonnummer und nach Sprechstundenzeiten. Außerhalb dieser Zeiten läuft häufig ein Anrufbeantworter, auf dem du dein Anliegen und deine Kontaktdaten hinterlassen kannst. Hierüber findest du Psychologische Psychotherapeut:innen in deiner Nähe: therapie.de/therapeutensuche

Ein Tipp: Nutze die Terminservicestelle.

Etwas leichter kommst du über die Terminservicestelle unter der Telefonnummer 116 117 oder eterminservice.de/terminservice an einen Sprechstundentermin. Die Terminservicestelle ist verpflichtet, dir innerhalb einer Woche einen Termin anzubieten, der nicht weiter als vier Wochen in der Zukunft liegen darf. Der Nachteil ist, dass du den oder die Therapeut:in nicht selbst aussuchen kannst. Trotzdem ist das Angebot oft besser als nichts.

Was dich in der Sprechstunde erwartet: Die Sprechstunde dauert mindestens 25 Minuten. Wird festgestellt, dass eine Psychotherapie bei deinen Beschwerden hilfreich ist, bietet dir im Idealfall der oder die Psychotherapeut:in einen Platz an. Oft ist dies jedoch leider nicht der Fall, da die Kapazitäten begrenzt sind. Hier entstehen große Enttäuschungen, weil viele Betroffene davon ausgehen, mit dem Termin für eine Sprechstunde auch automatisch einen Psychotherapieplatz bekommen zu haben. Kein Wunder bei diesem Psychotherapieplatz-Dschungel! Falls dir kein Platz angeboten wird, musst du dich leider erneut auf die Suche begeben. In der Regel weißt du aber nach der Sprechstunde, ob dir eine Psychotherapie zusteht und, wenn ja, welches Psychotherapieverfahren für dich am geeignetsten ist.

In Deutschland gibt es derzeit vier sogenannte Richtlinienverfahren, die von den Krankenkassen erstattet werden, da die Wirksamkeit ausreichend wissenschaftlich belegt ist. Das sind die kognitive Verhaltenstherapie, die tiefenpsychologisch fundierte Psychotherapie sowie die analytische und die systemische Psychotherapie. Mehr Information dazu findest du auf der Webseite der Deutschen Psychotherapeutischen Vereinigung (DPtV): dptv.de/psychotherapie/psychotherapieverfahren

Schritt 2: Psychotherapeut:innen-Suche

Für viele Menschen ist die Suche nach einem Therapieplatz mit den vielen Anrufen und Kontaktversuchen sehr belastend. Bei der Depression können solche Anrufe oft besonders schwerfallen, denn viele können mit der vermeintlichen Ablehnung nur schlecht umgehen. Sollte es dir auch so gehen, bitte Angehörige, dir bei der Suche zu helfen. Dokumentiere zudem die Kontaktaufnahmen: Wann hast du wen angerufen? Wie war das Ergebnis? Hast du eine Absage bekommen? Wurdest du auf die Warteliste gesetzt? Bekommst du trotz angemessener Suchaktivitäten keinen Psychotherapieplatz angeboten, hast du das Recht, dir anderweitig Hilfe zu suchen.

Hier sind drei mögliche Anlaufstellen:
Psychologische Psychotherapeut:innen für privat versicherte Klient:innen sowie Selbstzahler:innen: Diese können zwar häufig früher einen Platz anbieten, doch die Krankenkasse entscheidet stets im Einzelfall, ob sie die Kosten der Behandlung tatsächlich übernimmt, da es keine einheitlichen rechtlichen Regelungen gibt, ab wann eine Krankenkasse einem Antrag stattgeben muss. Dennoch kann es einen Versuch wert sein.

Aus- und Weiterbildungsinstitute: Hier kommst du häufig schneller an einen Termin. Dort wirst du überwiegend von angehenden Psychologischen Psychotherapeut:innen behandelt, die sich noch in der Weiterbildung befinden. Dies muss kein Nachteil sein. Im Gegenteil, viele der Kandidat:innen sind hoch motiviert und werden zudem von erfahrenen Kolleg:innen betreut und supervidiert. In den Instituten kannst du selbst anrufen und um einen Termin für ein Erstgespräch bitten. Eine Übersicht aller Ausbildungsinstitute und von deren Ambulanzen findest du hier: bdp-verband.de/profession/studium-und-weiterbildung/ausbildung-in-psychotherapie/ausbildungsinstitute

Gruppentherapie: Vielleicht ist für dich eine Gruppentherapie eine Alternative zur Einzeltherapie oder verkürzt dir die Wartezeit auf einen Psychotherapieplatz. Auf der Webseite gruppenplatz.de findest du Angebote in deiner Nähe.

Schritt 3: Probesitzungen – Stimmt die Chemie?

Du hast einen Psychotherapeuten oder eine Psychotherapeutin gefunden? Glückwunsch! Dann kann es ja losgehen. Eine »Richtlinienpsychotherapie«, das heißt, eine Psychotherapie, bei der die Kosten von der Krankenkasse übernommen werden, beginnt mit »probatorischen Sitzungen«. Das sind in der Regel zwei bis vier Probesitzungen, in denen ihr gemeinsam schaut, ob ihr zusammenpasst.

Schritt 4: Der Antrag auf Kostenübernahme

Im letzten Schritt wird dein:e Therapeut:in dich auffordern, einen »Konsiliarbericht« von deinem Hausarzt oder deiner Hausärztin einzuholen. Diese körperliche Untersuchung ist seitens der gesetzlichen Krankenkassen verpflichtend, um organische Ursachen für deine Beschwerden auszuschließen. Im Anschluss wird dein:e Psychotherapeut:in einen Antrag mit deiner Diagnose an deine gesetzliche Krankenkasse schicken und um Bewilligung der Therapie bitten. Dies ist nicht notwendig, wenn du sie selbst bezahlst.

Ein Tipp: Falls du Hilfe im Prozess benötigst oder weitere Fragen hast, wende dich an den Psychotherapie-Informationsdienst auf psychotherapiesuche.de oder unter der Telefonnummer 030-209166330.

Ich wünsche dir viel Glück bei deiner Suche. Bleib dran, auch wenn es manchmal entmutigend erscheint. Jeder Schritt, den du unternimmst, um einen Psychotherapieplatz zu finden, ist ein Zeichen deiner Stärke und Entschlossenheit, etwas für deine psychische Gesundheit zu tun. Gib nicht auf und frage bei Bedarf Angehörige oder Freund:innen nach Unterstützung.

Für Angehörige

Die Angehörigen von Menschen mit Depressionen werden leider häufig vergessen. Dabei leiden sie mit den Betroffenen mit und sind selbst erheblichen Belastungen ausgesetzt. Aber, liebe Angehörige, lieber Angehöriger, auch deine Gefühle sind berechtigt und dürfen sich ihren Ausdruck suchen. Ein Großteil der Überforderung kann vermieden werden, wenn du dir klarmachst, dass es nicht deine Aufgabe ist, die erkrankte Person zu heilen oder ihre Probleme zu lösen. Dafür gibt es Fachleute, die sich auf die Behandlung von Depressionen spezialisiert haben.

Um Menschen in einer
depressiven Episode zu unterstützen,
musst du gar nicht viel sagen oder tun.
Mit dem Herzen da zu sein
reicht oft völlig aus.

Das Gefühl, dass du interessiert zuhörst, dir Zeit nimmst und das Erleben der oder des Betroffenen in der Depression wahrnimmst und so annimmst, wie es gerade ist, ist oft viel heilsamer.

WAS IN BETROFFENEN WIRKLICH VORGEHT UND WIE DU HELFEN KANNST

Für Angehörige ist es schwer, sich in das Erleben von Personen in einer depressiven Episode hineinzuversetzen. Vielleicht hast du dir eine der folgenden Fragen auch schon einmal gestellt?

Was bedeutet es, wenn der Ehemann offenbart, dass er sich nur noch leer fühlt?

Was bedeutet es, wenn die Partnerin sagt, dass sie müde sei, obwohl sie seit Tagen das Bett nicht mehr verlässt?

Bedeutet die Aussage »Ich will nicht mehr leben« wirklich, dass sich die Freundin etwas antun möchte?

Das sind einige der Fragen, die mir Angehörige in den letzten Jahren immer wieder gestellt haben. Natürlich gibt es darauf keine pauschale Antwort. Im Folgenden möchte ich dir einen Eindruck davon vermitteln, was hinter solchen Aussagen von Menschen in einer Depression stecken könnte. Damit möchte ich für mehr Verständnis auf beiden Seiten werben und dich dazu anregen, das Gespräch mit der betreffenden lieben Person aufzunehmen.

WAS MENSCHEN MIT DEPRESSIONEN WIRKLICH MEINEN, WENN SIE SAGEN …

»Ich fühle mich leer.«

Ich fühle nichts mehr – weder Traurigkeit, Freude noch Schmerz.

Ich fühle mich abgetrennt von der Welt.

Ich fühle mich leer, weil es nichts mehr gibt, das mich erfüllt oder mir Spaß macht.

Ich fühle mich wie unter einer Käseglocke, die alle Gefühle dämpft.

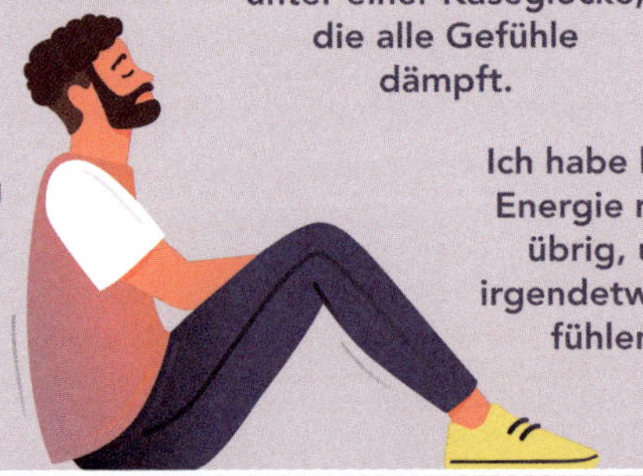

Mir ist alles gleichgültig und egal geworden.

Ich habe keine Energie mehr übrig, um irgendetwas zu fühlen.

Ich fühle mich leer und taub, weil ich mich selbst nicht mehr spüre.

Ich habe das Gefühl, mich nur noch von außen zu beobachten.

Ich habe all meine Gefühle verdrängt, da sie zu überwältigend sind.

Wenn keine Gefühle mehr da sind

Viele Außenstehende denken, dass Menschen mit Depressionen den ganzen Tag weinen und stets tieftraurig sind. Das stimmt in einigen Fällen auch. In anderen Fällen fühlen sich Betroffene jedoch nur noch leer, taub und gefühllos. Es ist, als ob sich ein grauer Schleier über alle Gefühle gelegt hat oder eine Käseglocke darübergestülpt wurde.

Diese innere Leere stellt ein häufiges Symptom bei Depressionen dar. Sie ist weniger ein Gefühl als ein emotionaler Zustand, der sich bei jeder Person anders ausdrücken kann. Einige Menschen mit Depressionen beschreiben die innere Leere wie einen Zustand, der weder warm noch kalt ist. Irgendwas dazwischen, was schwer zu fassen ist. Oder wie ein Ort, der aus rein gar nichts mehr besteht. Wenn keine Gefühle mehr da sind, verliert jegliches Tun seine Bedeutung und es kann sich eine starke Hoffnungslosigkeit breitmachen. Alles hat seinen Sinn verloren, im schlimmsten Fall sogar das Leben an sich.

Die innere Leere kann eine Art Schutzmechanismus sein, um unerträgliche Gefühle von Trauer, Angst oder Schmerz nicht mehr fühlen zu müssen. Oft wurde dies bereits in der Kindheit erlernt. Manchmal ist sie wie ein Loch, das Betroffene ihr ganzes Leben versuchen zu stopfen. Aus Verzweiflung werden dafür manchmal Mittel wie selbstverletzendes Verhalten, impulsartiges Essen, Shoppen sowie Drogen- oder Alkoholkonsum eingesetzt.

Wie du helfen kannst

Die innere Leere sollte – wie andere Erlebensweisen in einer Depression – immer von Fachleuten angeschaut und behandelt werden. Wenn du deinem Herzensmenschen zudem dabei helfen möchtest, wieder mehr Verbindung zur Welt und den eigenen Gefühlen zu erleben, dann unternehmt Dinge, bei denen möglichst viele verschiedene Sinne angeregt werden. Sehen, hören, schmecken, fühlen, riechen – geht gemeinsam auf Entdeckungsreise.

- Hört eure Lieblingsmusik.
- Macht einen Spaziergang.
- Lauft – achtsam – barfuß über die Wiese.
- Schaut euch alte Fotos von gemeinsamen Erlebnissen an.
- Sammelt Wildblumen und stellt einen schönen Strauß zusammen.
- Macht zusammen Musik.
- Kuschelt euch in eine flauschig-warme Decke ein.
- Kocht gemeinsam.
- Seid kreativ, bastelt, malt.
- Legt euch in die Sonne und spürt das warme Gefühl auf der Haut.
- Schenke der betroffenen Person einen Duft für eine Aromatherapie zu Hause, eine Duftkerze, Handcreme, ein Duschgel, eine Lotion oder ätherische Öle.
- Besucht euer Lieblingsrestaurant.

Seid bei allen Aktivitäten vorsichtig und erspürt gemeinsam, was guttut. Zu viele sinnesfördernde Dinge auf einmal können überfordern und zu einer Reizüberflutung führen.

Wenn eine Aktivität die betreffende Person nicht direkt entlastet, sei nicht traurig. Beim nächsten Mal wird es vielleicht anders sein. Wichtig ist nur, dass du die Person und die Situation versuchst anzunehmen, wie sie gerade sind. Sei geduldig, und würdige immer auch die Schutzfunktion, die eine innere Leere für Betroffene einnehmen kann.

WAS MENSCHEN MIT DEPRESSIONEN WIRKLICH MEINEN, WENN SIE SAGEN …

»Ich will allein sein.«

Ich brauche Zeit für mich selbst, aber ich wünsche mir trotzdem, dass du regelmäßig nach mir siehst.

Ich muss erst mal Kräfte sammeln, um wieder zu mir selbst zu finden.

Ich brauche einen sicheren und ruhigen Ort, um mich zurückzuziehen.

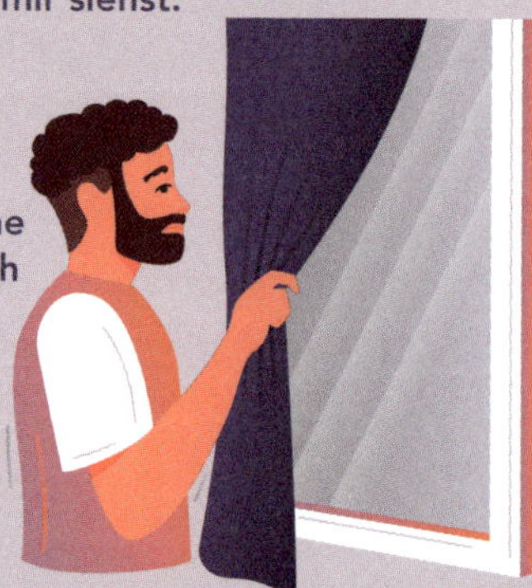

Ich will keine Last für dich sein.

Ich bin zu müde, um so zu tun, als gehe es mir gut.

Ich möchte, dass da jemand ist, der mich so akzeptiert, wie ich bin, ohne Erwartungen an mich zu stellen.

Ich mag nicht sprechen, aber ich möchte in deiner Nähe sein.

Ich kann dir gerade nicht die Aufmerksamkeit schenken, die du verdienst. Ich möchte dich nicht enttäuschen.

Wenn eine andere Person einfach zu viel ist

Der Rückzug von Familie und Freund:innen ist eines der häufigsten Symptome in einer depressiven Episode. Menschen mit Depressionen ziehen sich aus unterschiedlichen Gründen zurück. Etwa, weil sie sich energielos, traurig oder überwältigt fühlen. Sie haben möglicherweise den Eindruck, dass sie für ihr Umfeld eine Belastung sind, keine Hilfe verdient haben oder dass niemand ihre Probleme verstehen kann – oft nicht einmal sie selbst. Viele wählen den Rückzug. Insgeheim wünschen sie sich dennoch, dass jemand für sie da ist und sie nicht alleingelassen werden.

Wie du helfen kannst

Du kannst unterstützen, indem du dranbleibst, Verständnis und Geduld zeigst sowie immer wieder behutsam nachfragst.

- Versuche, die Grenze zunächst zu akzeptieren. Manchmal brauchen Betroffene Zeit und Raum, um mit ihren Gefühlen umzugehen.
- Lass sie trotzdem wissen, dass du da bist und an sie denkst. Eine kurze Nachricht reicht. Ideen dafür findest du im Abschnitt unten.
- Das Angebot »Sag Bescheid, wenn du etwas brauchst« funktioniert in einer Depression oft nicht. Suche regelmäßig Kontakt, aber vermeide es, dabei Druck auszuüben oder Vorwürfe zu machen.

- Nimm Ablehnung nicht persönlich. Es ist ein Symptom der Erkrankung und hat in der Regel nichts mit dir zu tun.
- Achte auf Warnsignale, die auf suizidale Absichten hinweisen könnten. Melde dich lieber einmal zu viel als einmal zu wenig.

Liebe Textnachrichten, die du einer Person in einer depressiven Phase schicken kannst

Eine kurze Textnachricht kann Betroffene daran erinnern, nicht allein zu sein und geliebt zu werden. Die folgenden Beispiele geben dir einen Eindruck, wie du Verständnis zeigen oder Unterstützung anbieten und gleichzeitig den benötigten Freiraum lassen kannst.

> Es tut mir leid, dass du dich gerade so fühlst. Es ist nicht fair, dass du das durchmachen musst.

> Ich wollte dir nur sagen, dass ich an dich denke und du nicht allein bist. Du brauchst nicht zu antworten.

> Ich komme vorbei und wir gehen kurz an die frische Luft, okay? Mir ist es egal, ob du geduscht oder die Zähne geputzt hast.

Ich verbringe gerne Zeit mit dir, auch wenn es dir nicht gut geht. Du darfst bei mir genau so sein, wie du dich gerade fühlst.

Vielleicht fühlt es sich für dich gerade so an, als ob dich niemand liebt. Aber das stimmt nicht. Ich bin hier und gehe auch nicht weg.

Ich würde mich über ein kleines Lebenszeichen freuen, damit ich weiß, dass du okay bist. Ein Emoji reicht aus.

Ich bin gerade in der Nähe und kann dir etwas vom Supermarkt mitbringen. Brauchst du was?

Wir freuen uns, dich zu sehen – egal ob eine Minute oder länger. Wenn dir gar nicht danach ist, wird es ein nächstes Mal geben. Wir denken ganz fest an dich.

WAS MENSCHEN MIT DEPRESSIONEN WIRKLICH MEINEN, WENN SIE SAGEN …

»Ich bin müde.«

Ich bin müde von quälenden Schuldgefühlen und Selbstverachtung.

Ich bin müde von der Suche nach dem Sinn im Leben.

Ich bin müde von der Not, ständig so zu tun, als gehe es mir gut.

Ich bin müde von den vielen Rechtfertigungen, warum es mir so schlecht geht.

Ich bin müde von schlaflosen Nächten.

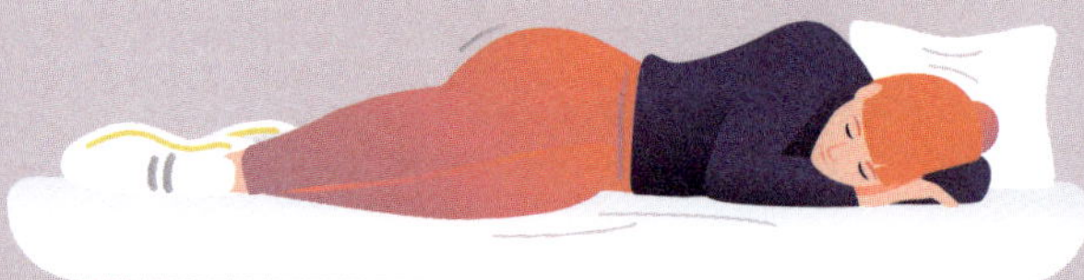

Ich bin müde von der bleiernen Schwere, die auf mir lastet.

Ich bin müde von ständiger innerer Unruhe und Ängsten.

Ich bin müde von dem Gefühl, jeden Tag einen aussichtslosen Kampf zu führen.

Ich bin müde von der schmerzhaften inneren Leere in mir.

Wenn gar keine Kraft mehr da ist

Fast alle Menschen fühlen sich manchmal müde und erschöpft. Die meisten haben dafür eine plausible Erklärung. Einige arbeiten von früh bis spät, andere jonglieren täglich zwischen Haushalt, Kindern oder anderen Verpflichtungen. Wenn uns jemand fragt, wie es uns geht, sagen wir oft: »Mir geht's gut, ich bin nur müde.« Denn sich müde zu fühlen, scheint ein akzeptiertes Gefühl in unserer Gesellschaft zu sein.

Wenn ein Mensch mit einer Depression sagt, »Ich bin müde«, dann verstehen manche Außenstehende diese Aussage erst einmal nicht. Wie kann man müde sein, wenn man den ganzen Tag im Bett liegt oder auch sonst nicht viel unternimmt?

Der Verlust von Antrieb und Energie ist eines der Kernsymptome der Erkrankung. Jemand mit einer Depression ist in der Regel jedoch nicht nur müde, weil ihm oder ihr Schlaf fehlt. Es ist eine allumfassende Müdigkeit – körperlich, geistig und emotional.

Wie du helfen kannst

Menschen in einer Depression brauchen all ihre Energie, um zu überleben und irgendwie weiter zu funktionieren. Es ist Teil der Erkrankung, dass sie weniger Dinge schaffen als vor der Erkrankung und schneller erschöpft sind oder gar nicht mehr aus dem Bett herauskommen. Wenn der Antrieb und die Energie fehlen, sehen sich Angehörige manchmal gefordert, der erkrankten Person alles abzunehmen. Dies ist zweifellos nett gemeint, hilft in einer Depression jedoch nur bedingt. Besser ist es, Betroffenen nur das Nötigste abzunehmen und sie immer wieder behutsam zu motivieren und zu ermuntern, wieder ins Tun zu kommen – allerdings, ohne sie dabei zu überfordern. Dies ist manchmal ein schwieriger Balanceakt.

Ein Mindestmaß an Aktivität aufzunehmen, ist der einzige Weg, die Abwärtsspirale aus Antriebs- und Interessenlosigkeit zu durchbrechen.

Dabei kannst du die betreffende Person unterstützen:

- Erwarte von einer:m Betroffenen nicht die gleichen Leistungen wie vor der Erkrankung. Teilt größere Aufgaben in kleine Teilschritte auf. Statt eine große Runde spazieren zu gehen, reicht zu Beginn vielleicht der Gang aus dem Haus und bis zur nächsten Straßenkreuzung. Lobe auch vermeintlich kleine Erfolge.
- Du kannst auch helfen, indem du die betroffene Person bei der Einhaltung einer Tagesstruktur unterstützt und ihr gemeinsame Routinen findet. Wenn ihr zusammenlebt, druckt euch einen Wochenplan aus oder besprecht, welche Tätigkeiten an welchen Tagen und zu welcher Uhrzeit ausgeübt werden sollen und was machbar erscheint. Hier dürfen und sollen natürlich auch schöne und angenehme Aktivitäten aufgelistet werden. Die Einhaltung des Plans kann für erste kleine Erfolgserlebnisse sorgen.

- Zudem kann es helfen, wenn du anbietest, einige Dinge gemeinsam mit der erkrankten Person zu machen, etwa einkaufen zu gehen oder sie zu einem Arztbesuch zu begleiten.
- Auch die Suche nach einem Psychotherapieplatz kann in einer Depression eine große Herausforderung für Betroffene sein. Oft braucht es viele Anrufe bei Psychotherapeut:innen, bis ein erster Termin vereinbart werden kann. Setzt euch bei Bedarf gemeinsam ans Telefon. So kannst du bei Absagen direkt zur Seite stehen und dazu motivieren, nicht aufzugeben. Psychotherapeut:innen mögen es in der Regel lieber, wenn die betroffene Person selbst am Telefon spricht. Falls dies jedoch nicht möglich sein sollte, kannst auch du die Kommunikation übernehmen.

Bei allem Ermutigen und Motivieren gilt immer:
Das »Nichtkönnen« in einer Depression hat nichts mit Willensschwäche zu tun, sondern ist ein typisches Merkmal der Erkrankung.

WAS MENSCHEN MIT DEPRESSIONEN WIRKLICH MEINEN, WENN SIE SAGEN …

»Ich will nicht mehr leben.«

Ich will nicht länger zur Last fallen.

Es interessiert sowieso niemanden, ob ich hier bin oder nicht.

Ich kann mir nicht vorstellen, dass es mir irgendwann besser gehen kann.

Das Leben ist sinnlos.

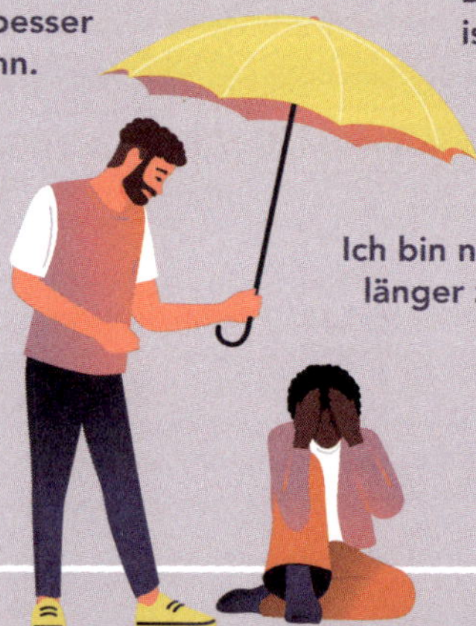

Ich will einfach nur noch für immer schlafen. Ich bin so müde.

Ich bin nicht bereit, länger zu leiden.

Ich ertrage meine Ängste und negativen Gedanken nicht mehr.

Ich habe es nicht verdient, zu leben.

Niemand liebt mich auf dieser Welt. Ich bin ganz alleine.

Wenn das Leben unendlich schwerfällt

Suizidabsichten entstehen häufig in einer Krisenzeit, in der die betroffene Person sich zwischen dem Wunsch, zu leben, und dem Wunsch, zu sterben, befindet.

Nicht alle Suizide oder Suizidversuche sind vorher absehbar und zu verhindern. Doch es gibt einige Warnzeichen im Verhalten von Menschen mit Suizidgedanken, die man kennen sollte. Im Internet existieren viele verschiedene Auflistungen dazu, die verdeutlichen, wie individuell diese Warnsignale sein können. Zu den allgemein anerkannten Warnzeichen für einen drohenden Suizidversuch gehören diese:

- Der oder die Betroffene zeigt große Hoffnungslosigkeit sowie Lebensüberdruss oder spricht darüber.
- Er oder sie äußert Todeswünsche, etwa »Ich wünschte, ich wäre nicht mehr da«.
- Der oder die Betroffene zeigt riskantes oder selbstzerstörerisches Verhalten.
- Abschließen mit dem Leben: Er oder sie verschenkt persönliche Gegenstände, regelt wichtige Angelegenheiten.
- Bei ihm oder ihr tritt Alkohol- oder Drogenkonsum auf oder er steigt an.
- Sozialer Rückzug: Der oder die Betroffene zieht sich von Familie, Freund:innen oder der Gesellschaft zurück.
- Er oder sie zeigt starke Stimmungsveränderungen, zum Beispiel plötzliche Gelöstheit oder extreme

Freude nach einer langen Zeit der Niedergeschlagenheit.
- Es treten Ängste oder Veränderungen im Schlafverhalten (zu viel oder gar nicht mehr schlafen) auf.

Notfall? – Höre auf dein Bauchgefühl!

Vorab, falls du erste Anzeichen von drohender Suizidgefahr bei einer Person mit Depressionen bemerkst, dann nimm dies sehr ernst. Sollte sich deine Angehörige oder dein Angehöriger mit expliziten Suizidgedanken tragen, dann lass sie oder ihn nicht allein. Fahrt bei drohendem Notfall in die nächstgelegene Klinik oder rufe den Rettungsdienst (112). Wenn sich die betroffene Person nicht helfen lassen möchte, aber die akute Gefahr besteht, dass sie sich selbst oder anderen Menschen Schaden zufügt, kann der Anruf bei der Polizei (110) der letzte Ausweg sein, um ihr Leben zu sichern.

Ganz wichtig: Die Frage von Schuld kommt bei fast allen Angehörigen, bei denen eine geliebte Person mit Suizidgedanken kämpft, unberechtigterweise auf. Schuldgefühle erfüllen oft die Funktion, Kontrolle über eine Situation zurückzuerlangen. Das Schuldgefühl sagt: »Du hättest etwas anders machen können.« Und das ist manchmal unbewusst erträglicher als die Einsicht, sich hilflos oder ohnmächtig zu fühlen. Doch wir sind nicht verantwortlich, die andere Person zu retten oder das

Leid zu heilen. Dafür braucht es professionelle Unterstützung, zum Beispiel durch eine psychotherapeutische oder medikamentöse Behandlung. Wir können natürlich unterstützend zur Seite stehen und für unsere lieben Menschen da sein.

Ein Gespräch kann sehr entlastend sein

Viele Angehörige von Menschen mit Suizidgedanken haben Angst, allein das Sprechen über dieses Thema könnte dazu führen, dass Betroffene sich etwas antun. Diese Angst ist nachvollziehbar, aber in den meisten Fällen unbegründet. Im Gegenteil, es kann für Menschen mit Suizidgedanken eine große Erleichterung sein, wenn sie ihre Gedanken mit jemandem teilen können. Sie erleben im besten Fall das Gefühl, ernst genommen zu werden und nicht allein zu sein.

Viele Betroffene haben jedoch große Angst und Scham davor, über ihre Suizidgedanken zu sprechen, und sagen vielleicht Sätze wie »Irgendwie kann ich das so nicht mehr« oder »Ich halte das einfach nicht mehr aus«. Dabei hegen sie unbewusst die Hoffnung, dass Angehörige ihren Schmerz verstehen.

Wie du helfen kannst

Wenn du einen dieser Sätze hörst, kannst du genauer nachfragen. Werde ruhig deutlich. Damit zeigst du Betroffenen, dass es kein Tabu ist, darüber zu sprechen.

Diese Fragen kannst du so formulieren:

Was meinst du, wenn du sagst, dass du nicht mehr magst?

Hast du schon mal daran gedacht, dir das Leben nehmen zu wollen?

Ich mache mir Sorgen, wenn du das sagst. Was geht dir dabei genau durch den Kopf?

Auch du kannst dir Hilfe holen, wenn du sie benötigst

Wenn du dir ein solches Gespräch nicht selbst zutraust, dann bitte jemand anderes, dies zu tun, oder hole dir professionelle Unterstützung. Das ist völlig okay, du musst deine sorgenvollen Gedanken nicht als Geheimnis mit dir herumtragen. Wenn du Familie oder Freund:innen einweihen willst, dann sprich bitte vorher mit der betroffenen Person darüber, sodass sie es nicht von anderen erfährt.

Die richtigen Worte finden

Für ein Gespräch über Suizidgedanken gibt es leider kein Patentrezept. Es ist jedoch oft hilfreich, Betroffene erst einmal in Ruhe sprechen zu lassen und dem Drang zu widerstehen, direkt einzugreifen und die Situation abschwächen oder gar lösen zu wollen.

Vielleicht hast du aber in einem solchen Gespräch die Gelegenheit, zu vermitteln, dass es Hilfsmöglichkeiten gibt. Und du kannst anbieten, bei der Suche nach Unterstützung zu helfen.

Wenn Betroffene sich offenbaren, liegt vielen Angehörigen als Antwort sofort das auf der Zunge, was sie sich wünschen: »Sag doch bitte so was nicht.« Denn wir wollen es nicht wahrhaben, dass es einem geliebten Menschen so schlecht geht. Hilfreicher für die betreffende Person ist es, wenn es dir gelingt, auf ihr Bedürfnis einzugehen, über das momentane schlimme Gefühl zu sprechen.

Im Folgenden gebe ich einige Beispiele für Betroffene eher nicht hilfreiche und hilfreiche Antworten:

Eher nicht hilfreich	**Hilfreicher**
»Ich weiß, dass du das niemals tun würdest.«	»Diese Gedanken müssen beängstigend sein. Lass uns gemeinsam nach Hilfe schauen. Ich bin für dich da.«
»Sag doch bitte so was nicht.«	»Danke, dass du dich mir anvertraust. Es ist sicher nicht leicht, darüber zu sprechen.«

»Es ist doch nicht alles schlecht. Warum sagst du so was?«	»Es tut mir leid, dass es dir so geht. Wie lange fühlst du dich schon so?«
»Ich verstehe genau, wie du dich fühlst.«	»Ich weiß nicht, wie du dich fühlst, aber ich möchte dir helfen, das durchzustehen. Du bist nicht allein.«
»Du sagst das nur, um Aufmerksamkeit zu bekommen.«	»Ich weiß gerade nicht, was ich sagen oder tun soll, aber ich bin für dich da. Magst du mir noch mehr erzählen, wie's dir geht?«
»Kopf hoch! Morgen scheint die Sonne wieder.«	»Ich habe den Eindruck, dass es dir nicht gut geht. Kann ich dich irgendwie unterstützen?«

Meine wichtigsten Messages sind:

- Nehmt Suizidgedanken immer ernst.
- Fragt lieber einmal zu viel nach als zu wenig.
- Traut euch, darüber zu sprechen.
- Es kann wieder besser werden.
- Bittet um Hilfe.

PASS AUCH GUT AUF DICH AUF

Es ist schön, wenn du für eine an Depression erkrankte Person in deinem Umfeld da bist, aber achte auch auf dich. Es kann ganz besonders belastend und kräftezehrend sein, Betroffene in dieser schweren Zeit zu unterstützen und mit dem Leid und der Hoffnungslosigkeit umzugehen. Vielleicht musst du als Nahestehende:r auch Alltagsaufgaben übernehmen, dich allein oder unterstützend um den Haushalt oder die Kinder kümmern. Und möglicherweise bekommst du, wie viele Angehörige in der Situation, nicht die Unterstützung, die auch du eigentlich benötigen würdest.

Es kann zudem eine Herausforderung sein, stets geduldig, wertschätzend und verständnisvoll zu reagieren.

Dazu kommen Ängste und Sorgen um die erkrankte Person sowie die Frage, ob es jemals wieder besser werden wird. Viele Betroffene haben das Gefühl, ständig Rücksicht auf die erkrankte Person nehmen und ihre eigenen Gefühle herunterschlucken zu müssen, um sie nicht zusätzlich zu belasten. Wenn Gefühle wie Wut, Enttäuschung oder Ärger dann doch mal herausgelassen werden, gesellen sich schnell quälende Schuldgefühle hinzu. Wie konnte ich nur so etwas sagen? Dann fehlt oft die Kraft, mitfühlend mit sich selbst umzugehen und sich solche doch ganz natürlichen Reaktionen auch einmal zuzugestehen.

Du darfst und du solltest dir Auszeiten gönnen, und du darfst Grenzen setzen. Es ist niemandem geholfen, wenn du selbst irgendwann zusammenbrichst. Nur wenn es dir gut geht, kannst du dich auch um deine:n Angehörige:n kümmern.

Verliere deine eigenen Interessen und Bedürfnisse nicht aus den Augen und räume diesen regelmäßig Zeit ein. Triff dich weiterhin mit Freund:innen, gehe deinen Hobbys nach und hole dir bei Bedarf selbst Unterstützung.

Du bist in einer außergewöhnlichen Situation – und darin nicht allein. Es gibt so viele Angehörige von Menschen mit Depressionen, dass es seit Langem sehr gute Angebote dafür gibt: Du kannst dich beispielsweise durch das **Info-Telefon Depression** der Deutschen Depressionshilfe beraten lassen (Tel.: 0800/33 44 533) oder eine **Angehörigengruppe** besuchen. Angebote findest du beim Bundesverband der Angehörigen psychisch erkrankter Menschen unter bapk.de.

SCHLUSSWORT

Mit diesen Zeilen endet mein Buch: Die sieben Lügen der Depression sind entlarvt, du hast viel über die trügerischen Ursprünge der bedrohlichen Gedanken und Gefühle der Depression erfahren, die das Leben manchmal unerträglich machen können. Du hast gelesen, dass es auch in dieser Dunkelheit Funken der Hoffnung, Unterstützung und Zuversicht geben kann. Auch wenn es Phasen der Verzweiflung gibt, kann es wieder Momente der Freude und des Friedens geben. Deine Reise geht weiter, und es gibt Menschen, die dich dabei begleiten werden. Mögen die Botschaften dieses Buches dir Kraft geben.

Danke an meine Community, die stets mit viel Offenheit über ihre Erkrankung spricht und diesem Buch einen ganz besonderen Mehrwert gegeben hat. Danke an alle Angehörigen von Menschen mit Depressionen, die dieses Buch gelesen haben. Das ist nicht selbstverständlich.

Du bist mehr als die Depression. Du bist wertvoll. Du wirst gebraucht und du bist stärker, als du denkst.

ÜBER DIE AUTORIN

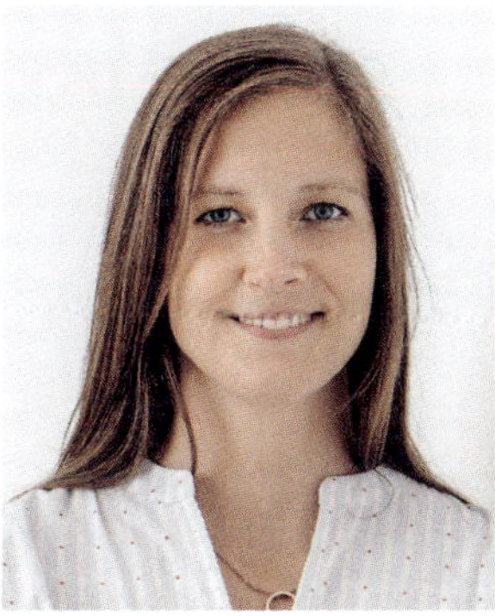

Dinah-Kristin Berger ist Psychologin (M. Sc.). Auf Instagram bereitet sie mentale Themen so einfühlsam und Mut machend auf, dass man sich als Betroffene:r sofort verstanden und aufgefangen fühlt. Als Interessierte:r bekommt man ein konkretes Verständnis über psychische Krankheiten und wirklich brauchbare Tipps, wie man mit erkrankten Freund:innen/Angehörigen hilfreich umgehen kann. Etwa, was man sagen kann, wie man unterstützen kann und was man besser bleiben lässt.

Interessierst du dich für mehr Informationen rund um unsere Psyche, so würde ich mich freuen, wenn du Teil meiner wundervollen Community wirst. Du findest mich unter @erklaerungsnot auf Instagram und auf Facebook sowie unter #psycheerklaert

Auf meiner Webseite erklaerungsnot.org findest du meinen kleinen Online-Shop mit liebevoll gestalteten Produkten rund um unsere mentale Gesundheit.

DEINE ANLAUFSTELLEN FÜR HILFE UND BERATUNG

in Deutschland

Telefonseelsorge Deutschland	Tel.: 0800 111 0 111 / online.telefonseelsorge.de kostenlose Mail- oder Chatberatung
Info-Telefon Depression	Tel.: 0800 33 44 533, kostenlose Mailberatung unter bravetogether@deutsche-depressionshilfe.de
Deutsche Depressionshilfe	deutsche-depressionshilfe.de
Deutsche Depressionsliga	depressionsliga.de
Kinder- und Jugendtelefon	Tel.: 116 111, kostenlose Mail- oder Chatberatung unter nummergegenkummer.de
Kostenlose Online-Beratung für junge Menschen	kostenlose Mail- oder Chatberatung unter jugendnotmail.de kostenlose Mailberatung unter u25-deutschland.de kostenlose Chatberatung unter krisenchat.de
Elterntelefon	Tel.: 0800 111 0 550
Bundesverband der Angehörigen psychisch erkrankter Menschen e.V.	bapk.de
In Notfällen	Notruf 112

in Österreich

Bundesverband Österreichischer PsychologInnnen (BöP) – Psychologische Hilfe	Helpline Tel.: 01 504 8000 (Mo–Do 9–13 Uhr) helpline@psychologiehilft.at boep.or.at/psychologische-behandlung/helpline
Telefonseelsorge Österreich	Tel.: 142; telefonseelsorge.at
Rat auf Draht / bundesweite Telefonhilfe für Kinder- und Jugendliche	Tel.: 147 (täglich erreichbar 0-24 Uhr) oder Chatberatung unter rataufdraht.at
Sozialpsychiatrischer Notdienst Gumpendorfer Straße 157, 1060 Wien	Tel.: 01 31330 (täglich erreichbar 0–24 Uhr) psd-wien.at/einrichtung/sozialpsychiatrischer-notdienst
Kriseninterventionszentrum Wien Lazarettgasse 14A, 1090 Wien	Tel: 01 406 9595 (Mo–Fr 8–17 Uhr) kriseninterventionszentrum.at
Hilfe für Angehörige psychisch Erkrankter (HPE) Österreich	Tel.: 01 526 4202 oder online; hpe.at
HSSG, Hilfe zur Selbsthilfe für seelische Gesundheit (Selbsthilfegruppen-Suche)	hssg.at
In Notfällen	Notruf 144

in der Schweiz

Pro Mente Sana Beratung für Menschen mit psychischen Erkrankungen	Tel.: 0848 800 858 (erreichbar Mo–Mi 9:00–12:00 Uhr und 16:30–19:30 Uhr, Do–Fr 9:00–12:00 Uhr und 14:00–17:00 Uhr) promentesana.ch/angebote/beratung/beratung-fuer-betroffene-nahestehende
Telefonseelsorge Schweiz	Tel.: 143 (täglich erreichbar 0–24 Uhr) oder per Mail/Chat unter 143.ch
Telefon 147: Für Kinder und Jugendliche	Tel.: 147 oder per WhatsApp/Chat/Mail unter 147.ch
Pro Senectute - Beratung für Senioren	Tel.: 044 283 89 89; prosenectute.ch/de.html
Elternnotruf: Beratung für Eltern oder Bezugspersonen psychisch erkrankter Kinder und Jugendlicher	Tel.: 0848 35 45 55 (täglich 0–24 Uhr) oder per Mail/Chat unter elternnotruf.ch
SGAD – Schweizerische Gesellschaft für Angst und Depression	Informationsplattform: sgad.ch
In Notfällen	Notruf 144

BÜCHER, DIE WEITERHELFEN

Alz, Simone
Depression entschlüsseln: Ursachen verstehen und Lösungen finden, Klett-Cotta

Haig, Matt
Ziemlich gute Gründe, am Leben zu bleiben, dtv

Hari, Johann
Der Welt nicht mehr verbunden: Die wahren Ursachen von Depressionen – und unerwartete Lösungen, HarperCollins

Hauck, Uwe
Depression abzugeben, Bastei Lübbe

Dr. Hutterer, Christine
Depression. Das Richtige tun: Sicherheit bekommen in akuten Situationen – Behandlung mit Medikamenten – Erfahrungen, die Mut machen: Ein Ratgeber für Angehörige und Freunde, Stiftung Warentest

Johnstone, Matthew
Mein schwarzer Hund: Wie ich meine Depression an die Leine legte, Kunstmann

Johnstone, Matthew, Johnstone, Ainsley
Mit dem schwarzen Hund leben: wie Angehörige und Freunde depressiven Menschen helfen können, ohne sich dabei selbst zu verlieren, Kunstmann

Krömer, Kurt
Du darfst nicht alles glauben, was du denkst: Meine Depression, Kiepenheuer & Witsch

Maack, Benjamin
Wenn das noch geht, kann es nicht so schlimm sein, Suhrkamp

Pongratz, Lisa
Igelino lacht nicht mehr: Depressionen kindgerecht erklärt, Springer

Seelig, Jana
Minusgefühle: mein Leben zwischen Hell und Dunkel, Piper

Dr. Smith, Julie
Aufstehen oder liegen bleiben? Tools für deine mentale Gesundheit, Rowohlt

Weßling, Kathrin
Drüberleben: Depressionen sind doch kein Grund, traurig zu sein, Goldmann

Zwick, Julia, Hautzinger, Martin
Dem Leben wieder Farbe geben: Aktiv werden, Denkmuster verändern, Depressionen überwinden, Beltz

LIEBE LESERINNEN UND LESER,

wir wollen Ihnen mit diesem Buch Informationen und Anregungen geben, um Ihnen das Leben zu erleichtern oder Sie zu inspirieren, Neues auszuprobieren. Wir achten bei der Erstellung unserer Bücher auf Aktualität und stellen höchste Ansprüche an Inhalt und Gestaltung. Alle Anleitungen und Rezepte werden von unseren Autoren, jeweils Experten auf ihren Gebieten, gewissenhaft erstellt und von unseren Redakteur*innen mit größter Sorgfalt ausgewählt und geprüft.

Haben wir Ihre Erwartungen erfüllt? Sind Sie mit diesem Buch und seinen Inhalten zufrieden? Wir freuen uns auf Ihre Rückmeldung. Und wir freuen uns, wenn Sie diesen Titel weiterempfehlen, in Ihrem Freundeskreis oder bei Ihrem Online-Kauf.

Sollten wir Ihre Erwartungen so gar nicht erfüllt haben, tauschen wir Ihnen Ihr Buch jederzeit gegen ein gleichwertiges zum gleichen oder ähnlichen Thema um.

KONTAKT ZUM LESERSERVICE

GRÄFE UND UNZER VERLAG
Grillparzerstraße 8
81675 München
www.gu.de

Das Quellenverzeichnis können Sie unter diesem Link abrufen:

https://erklaerungsnot.org/literaturhinweise/

IMPRESSUM

GU ist eine eingetragene Marke der GRÄFE UND UNZER VERLAG GmbH, www.gu.de

ISBN 978-3-8338-9285-1

3. Auflage 2025

Projektleitung: Viola Schmid
Lektorat: Imke Rötger
Bildredaktion: Simone Hoffmann
Umschlaggestaltung: ki36 Editorial Design, München, Daniela Hofner
Herstellung: Markus Plötz
Satz: Uhl + Massopust, Aalen
Reproduktion: Longo AG, Bozen
Druck und Bindung: DZS Grafik d.o.o.

Umwelthinweis

Nachhaltigkeit ist uns sehr wichtig. Der Rohstoff Papier ist in der Buchproduktion hierfür von entscheidender Bedeutung. Daher ist dieses Buch auf PEFC-zertifiziertem Papier gedruckt. PEFC garantiert, dass ökologische, soziale und ökonomische Aspekte in der Verarbeitungskette unabhängig überwacht werden und lückenlos nachvollziehbar sind.

Die GU-Homepage finden Sie unter www.gu.de

Bildnachweis

Illustrationen: GU/Pia Bubblies
Autorinnenfoto: Picture People GmbH
Bildagentur Image Professionals GmbH, Tumblingerstr. 32, 80337 München
www.imageprofessionals.com

Wichtiger Hinweis

Die Gedanken, Methoden und Anregungen in diesem Buch stellen die Meinung bzw. Erfahrung der Verfasserin dar. Sie wurden von der Autorin nach bestem Wissen erstellt und mit größtmöglicher Sorgfalt geprüft. Sie bieten jedoch keinen Ersatz für persönlichen kompetenten medizinischen Rat. Jede Leserin, jeder Leser ist für das eigene Tun und Lassen auch weiterhin selbst verantwortlich. Weder Autorin noch Verlag können für eventuelle Nachteile oder Schäden, die aus den im Buch gegebenen praktischen Hinweisen resultieren, eine Haftung übernehmen.